MANUAL DE DIABETES PARA PACIENTES CLIDNE

MARIO EDUARDO MARTÍNEZ
LILIA PAVLOVA MARTÍNEZ SÁNCHEZ
LUZ ASTRID MARTÍNEZ
LILIA VICTORIA SÁNCHEZ

AVALADO POR:

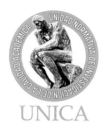

UNIDAD NORMATIVA DE INVESTIGACIÓN
DE LA CALIDAD ACADÉMICA.

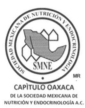

CAPITULO OAXACA DE LA SOCIEDAD MEXICANA
DE NUTRICIÓN Y ENDOCRINOLOGÍA.

Autores:
Mario Eduardo Martínez Sánchez.
Lilia Pavlova Martínez Sánchez.

Colaboradores:
Lilia Victoria Sánchez Sánchez.
Luz Astrid Martínez Sánchez.

Agradecemos a los pacientes quienes proporcionaron sus comentarios, consejos y vivencias para enriquecer el contenido de este manual para personas con diabetes.

Para realizar pedidos de este libro, contacte con:
Palibrio LLC
1663 Liberty Drive
Suite 200
Bloomington, IN 47403
Gratis desde EE. UU. al 877.407.5847
Gratis desde México al 01.800.288.2243
Gratis desde España al 900.866.949
Desde otro país al +1.812.671.9757
Fax: 01.812.355.1576
ventas@palibrio.com

ISBN: 978-1-5065-5106-7 (sc)
ISBN: 978-1-5065-5107-4 (e)

Número de Control de la Biblioteca del Congreso: 2023916659

Información de la imprenta disponible en la última página

Fecha de revisión: 08/30/2023

SOBRE LOS AUTORES

Mario Eduardo Martínez, médico cirujano Universidad Regional del Sureste (URSE). Especialista en Endocrinología y Nutrición, titulado con mención honorífica, Universidad Nacional Autónoma de México (UNAM) e Instituto Mexicano del Seguro Social (IMSS). Diplomado en: Obesidad, Diabetes e Hipertensión, Instituto Politécnico Nacional (IPN). Diplomado en Enseñanza, URSE. Catedrático titular de Endocrinología URSE por 20 años. Presidente de la Asociación Mexicana de Diabetes de Oaxaca en dos ocasiones (1996-1997 y 2007-2008). Presidente fundador del capítulo Oaxaca de la Sociedad Mexicana de Nutrición y Endocrinología (SMNE) 2008-2009. Subdelegado Nacional de la Asociación Latinoamericana de Diabetes en México (2015-2017). Autor del Programa EDUSANU Latinoamérica.

Premio Estatal de Investigación 1990 (1° y 2° lugar) otorgados por el Gobierno del Estado de Oaxaca, Secretaría de Salud de Oaxaca (SSA) y Consejo Nacional de Ciencia y Tecnología (CONACYT). Primer lugar nacional 2008 y 2009 y segundo lugar 2012, Congreso Federación Mexicana de Diabetes (FMD) como investigador en el *área* de nutrición. Premio "Enrique Pérez Pasten" y primer lugar nacional como coautor congreso FMD 2013. Reconocido como visitante distinguido por la presidencia municipal de Sta. Cruz, Bolivia en el 2014, al presentar el programa EDUSANU Latinoamérica.

Participación en más de 200 congresos médicos, como congresista, profesor o investigador en México, Alemania, España, USA, Canadá, Bolivia, Colombia, Argentina, República Dominicana, Francia, Austria y Escocia, entre otros países.

Autor de los libros: Solo para Personas Dulces, USA, 2012. Curso de Nutrición y Salud del Programa EDUSANU Latinoamérica, un libro por cada grado escolar (6 libros) en español y traducidos al Inglés, 2018- 2020. Realidad de la Diabetes, USA 2021.

Actualmente: Presidente del Capítulo Oaxaca de la SMNE (2019-2023). Investigador y Colaborador de la Fundación EDUSANU. Miembro Fundador de la Unidad Normativa de Investigación de la Calidad Académica (UNICA). Miembro titular de la SMNE y miembro del Comité Internacional Pierre de Coubertin (CIPC) con sede en Lausana, Suiza.

Lilia Pavlova Martínez Sánchez. Médico Cirujano egresado de la Universidad Anáhuac. Deportista de alto rendimiento. Integrante de la delegación que represento a México en las olimpiadas internacionales del Foro de la Juventud Realizado en Beijing, China en el 2011. Múltiples participaciones en torneos de tenis, bádminton, tenis de mesa, tiro con arco, atletismo, ajedrez y natación. Subcampeona Torneo de Tenis OUATT Kids Cup México 2014. Finalista de tenis en la Gira Wilson Peugeot. Primer lugar torneos de tenis Coubertin, 2011, 2012 y 2014. Finalista de tenis en Torneo Interno de Anáhuac Oaxaca, Participante Tiro con arco Torneo Orizaba - Puebla. 2018. 1er Lugar en Torneo de Tiro con Arco 90 metros. 2do Lugar en Torneo de Tiro con Arco 3D Oaxaca.

Actualmente Médico en Clínica de Diabetes, Nutrición y Endocrinología (CLIDNE), diplomante de Medicina Interna en el American College of Physicians. Titular del Club de Tiro con Arco y profesora de Tenis en el Instituto Pierre de Coubertin.

Luz Astrid Martínez. Licenciada en Administración de Empresas, Universidad Autónoma de Guadalajara. Maestra en Derecho Fiscal, Universidad Anáhuac. Doctora en Desarrollo Regional, titulandose con Mención Honorifica del Instituto Tecnologico de Oaxaca. Estancia doctoral en Valencia España. Actualmente Presidenta de la Fundación EDUSANU. Miembro fundador y coordinadora de proyectos de la Unidad Normativa de Investigación de la Calidad Académica (UNICA).

Lilia Victoria Sánchez Sánchez. Licenciada en Ciencias por el Instituto de Estudios Superiores (IESO). Diplomada en Investigación y Género por el Instituto de la Mujer Oaxaqueña (IMO). Maestra en Ciencias de la Comunicación, Universidad Nacional Autónoma de México (UNAM). Maestra en Sociología con Atención al Desarrollo Regional con excelencia académica del CONACYT, Instituto de Investigaciones Sociológicas de la Universidad Autónoma Benito Juárez de Oaxaca (ISSUABJO). Doctora en Desarrollo Regional, Instituto Tecnológico de Oaxaca (ITO). Doctora en Educación, Instituto Multidisciplinario de Especialización (IME). Catedrática de diversas instituciones de nivel superior por 20 años. Galardonada con el Premio Abraham Maslow.

Entre sus libros publicados están: "Los Modelos Educativos en el Mundo, Bases Históricas para la Construcción de Nuevos Modelos". Trillas 2013. Curso de Nutrición y Salud del Programa EDUSANU Latinoamérica, un libro por cada grado escolar (6 libros) en español y traducidos al inglés, 2018- 2020. Malú Vípama, Palibrio, USA, 2021. Actualmente Rectora del Instituto Pierre de Coubertin de México, miembro fundador e investigadora de UNICA, colaboradora del Programa EDUSANU Latinoamérica y miembro del CIPC con sede en Lausana, Suiza.

PRÓLOGO

El Manual de Diabetes CLIDNE, tiene el objetivo de brindar a los pacientes con diabetes los elementos necesarios para mejorar el control de su diabetes y evitar sus complicaciones, describiendo en forma clara y sencilla los aspectos básicos que deben conocer, desde por qué les dio diabetes hasta el cómo manejarla durante su vida y que hacer para prevenirla en sus familiares.

El primer capítulo escrito por la Doctora Luz Astrid Martínez, nos induce a reflexionar en que la diabetes es un problema de todos, ya que impacta en varias áreas, como la económica, laboral y social del paciente y su familia, y los gastos que se generan en los ámbitos públicos o privados, son muy elevados y afectan las poblaciones, frenando así el desarrollo de un país e influye negativamente en el desarrollo de nuestro país.

En el segundo capítulo, se describen los diferentes tipos de diabetes, las causas y evolución de la prediabetes y diabetes tipo 2. Aquí el paciente podrá identificar que tipo de diabetes tiene y las causas que la originaron en él. El conocimiento de la prediabetes y de su evolución a la diabetes permitirá al paciente establecer acciones específicas para proteger a sus familiares, previniéndoles el desarrollo de diabetes.

El capítulo de Monitoreo de la Glucosa, muestra los horarios y el orden en que se recomienda checar la glucosa en casa, trabajo o escuela. En actividades cotidianas, durante el ejercicio, en situaciones especiales de estrés emocional, desvelos, fiestas, etc. La hoja de monitoreo glucémico y ejercicios pueden bajarse libremente en la página de CLIDNE. permiten al paciente identificar los alimentos y/o situaciones que en él particularmente causan altas o bajas de glucosa y le enseña las acciones a realizar para corregirlas y mejorar su control. Aquí el paciente encontrara todos los elementos necesarios, para establecer con la asesoría de su médico, un plan de alimentación y de actividad física particularizado, conocer cómo actúan los medicamentos que toma y por qué están indicados para él.

La información sobre las enfermedades asociadas como son la obesidad, hipertensión y las dislipidemias, los eventos cardiovasculares y las complicaciones de la diabetes, las formas de identificarlas a través de los síntomas y de los estudios de laboratorio y gabinete, para poder manejarlas y evitar o retrasar su desarrollo.

También hay información sobre los grados de control y descontrol de la diabetes y su identificación a traves del monitoreo glucemico particularizado, y muchos más aspectos, que se abordan en este manual, permiten al paciente ubicar su propia realidad, conocer los riesgos que conlleva, y tomar las decisiones oportunas para manejar en forma personalizada las características de su propia diabetes y de sus complicaciones o enfermedades asociadas existentes.

El conocimiento de la prediabetes, la importancia de su reconocimiento y tratamiento para evitar el desarrollo de la diabetes en sus familiares brinda al paciente la claridad del porqué los tratamientos actuales deben proyectarse hacia el ámbito familiar y no solo hacia la persona con diabetes, para de esta manera llevar un beneficio sobre el estado de salud de sus seres queridos.

Para concluir, la Doctora Lilia Victoria Sánchez, nos muestra los beneficios de un programa que ha tenido un impacto interesante en donde se ha aplicado, el Programa EDUSANU, que ha demostrado su efectividad en niños y jóvenes de México y República Dominicana, para la disminución de la obesidad, la prevención de diabetes e incluso para mejorar la nutrición. Lo anterior ha sido comprobado a través de trabajos e investigaciones presentados en congresos nacionales e internacionales.

En la Clínica de Diabetes, Nutrición y Endocrinología (CLIDNE), todos los tratamientos que se instauran son en base a protocolos que se actualizan todos los años, fundamentados en las recomendaciones y consensos internacionales más actualizados, por lo que los pacientes pueden tener la certeza de que reciben el mejor tratamiento para su diabetes. Todos los contenidos de las guías están basados en las recomendaciones que en los últimos años han sido propuestas por diversas organizaciones nacionales e internacionales, así como en libros y artículos científicos publicados.

Si tienes diabetes, conócela, cuídala, te motivara a comer bien y a realizar ejercicio volviéndote más responsable de tu salud, y ello, cambiara tu vida y la de tu familia positivamente.

Dr. Mario Eduardo Martínez Sánchez

ÍNDICE

CAPÍTULO I

IMPACTO DE LA DIABETES EN EL DESARROLLO DE LAS PERSONAS, LAS FAMILIAS Y LAS SOCIEDADES.

Luz Astrid Martínez Sánchez

¿Perjudica la diabetes a las personas sanas?

Han pensado quienes no tienen diabetes ¿qué tanto le perjudica la diabetes? Seguramente muy pocos lo han hecho, incluso los que tienen diabetes, a muchos de ellos no les interesa saberlo. La situación es que la diabetes perjudica el desarrollo de las personas con y sin diabetes, la economía familiar, la productividad en el trabajo, el desarrollo social y el crecimiento económico de México y de la gran mayoría de países.

Cuando ponemos los números sobre la mesa, podemos ver con más objetividad lo que les comento.

La Federación Internacional de Diabetes (FID), señalo que, a nivel mundial, en el 2021 la diabetes la tenían 537 millones de adultos (de 20 a 79 años), fue responsable de 6.7 millones de muertes (una persona cada cinco segundos moría) y causo al menos 966 mil millones de dólares en gastos.

Si bien, se han establecido múltiples programas contra la diabetes en todo el mundo, a pesar de ello, esta enfermedad continúa incrementándose, como lo muestran los datos de la IDF publicados en las últimas dos decadas y que señalan que el número de personas adultas con diabetes ha sido la siguiente:

En el año 2000, 151 millones
En el año 2011, 366 millones
En el año 2017, 425 millones
En el año 2021, 537 millones
En el año 2030, 643 millones (se prevé).

La prevalencia estimada por la IDF en México para el 2021, fue de 16.9% en personas adultas (20 a 67 años) con 14.123,2 millones de personas con diabetes. Los gastos por diabetes por persona, 1,412.3 dólares y los gastos en salud en persona con diabetes, 2,897.4 dólares. Estos gastos no incluyen a los 6.710,2 millones de personas que se estima que tienen diabetes y no han sido diagnosticadas, ni tampoco a quienes presentan prediabetes (10,655,2 millones con intolerancia a la glucosa postprandial y 7,536,3 millones con intolerancia a la glucosa en ayunas).

El impacto socioeconómico de la diabetes va mucho más allá de su mortalidad, ya que, al ser la principal causa de ceguera, de amputación de extremidades inferiores y de diálisis peritoneal, aunado a otras complicaciones como a la discapacidad, al ausentismo laboral y al alto gasto en consultas médicas, medicamentos, estudios de laboratorio y gabinete, hospitalizaciones y muerte prematura, representa un alto porcentaje del gasto social, institucional y familiar en la mayoría de los países del mundo.

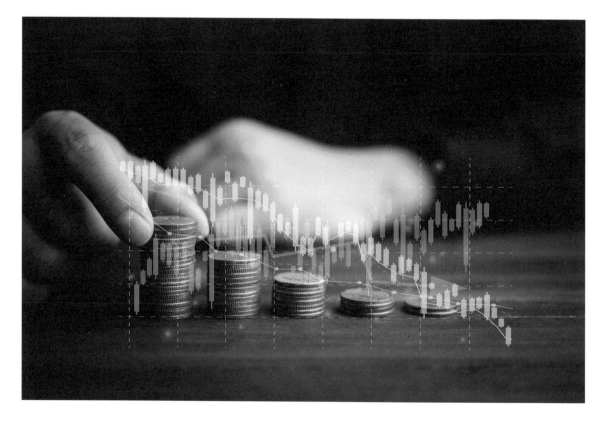

Conocer el impacto de la diabetes nos muestra una terrible realidad, desconocida aún por muchos. Y al considerar que las acciones preventivas en contra de la diabetes podrían disminuir esta enfermedad en más del 80% de los casos, nos obliga a reflexionar sobre la enorme necesidad de unir esfuerzos para lograr abatir este grave problema que afecta el futuro de todas las personas tengan o no diabetes.

Esquematizando por rubros podemos decir que cuando a una persona se le diagnostica diabetes, generalmente presenta angustia y depresión pues sabe que es una enfermedad para toda la vida, que le obligara a llevar una alimentación donde una enorme cantidad de alimentos estarán prohibidos, que tomará medicamentos por el resto de su vida y, a pesar de ello, la diabetes avanzara inexorablemente, requiriendo cada vez más medicamentos y el uso de la insulina. Aunado a ello, sabe que la diabetes trae complicaciones graves como son la perdida de la visión, amputación de las extremidades, la perdida de la función renal con el consecuente tratamiento a través de la diálisis, y la muerte se verá incrementada con los infartos al corazón y embolias.

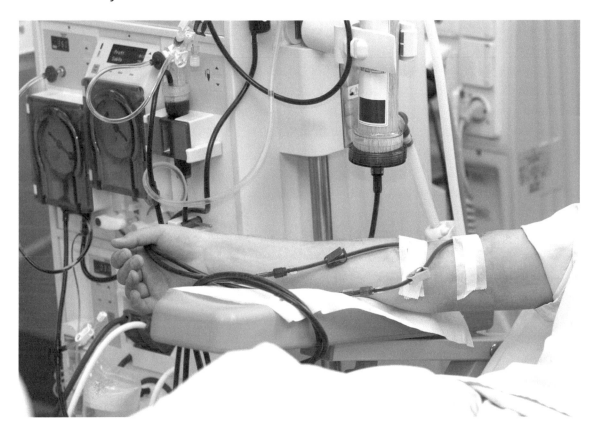

La falta de educación en salud para la prevención y para el control de la diabetes, la gran dificultad para mejorar los hábitos de alimentación, actividad física y estilo de vida, así como los factores emocionales, favorecen el mal control que en nuestro país se estima está en más del 70% de los pacientes, lo que les incrementa, complicaciones agudas y crónicas, disminución de su rendimiento laboral, incapacidades, hospitalizaciones, gastos en consultas médicas y exámenes de laboratorio y gabinete, entre otros. Generándose un sombrío panorama que advierten los pacientes desde el inicio de la enfermedad y durante toda su vida.

De acuerdo a los informes estadísticos del 2021, una persona con diabetes tuvo un gasto derivado de su enfermedad de aproximadamente 2,897.4 dólares al año, con lo cual su desarrollo económico se ve fuertemente afectado y le impide mejorar su nivel socioeconómico. Generalmente, los adultos mayores con diabetes, deben invertir todos sus ingresos e incluso sus ahorros en el tratamiento de la diabetes, provocando que el trabajo de toda una vida y sus recursos los consuma la enfermedad.

En la familia, hay también una gran afectación, desde lo emocional, hasta lo laboral y lo económico., si por ejemplo, un paciente presenta parálisis por un proceso embólico derivado del mal control de la diabetes, muchas veces algunos miembros de la familia, deben dejar su trabajo para atender al paciente, ya que hay que cambiarlo, bañarlo y alimentarlo, presentándose una disminución del ingreso familiar y un aumento del gasto por la enfermedad misma, los síntomas depresivos en la familia también son frecuentes y generan una disarmonía y un sentido de pérdida o duelo permanente.,

Se considera que la afectación a las familias en términos económicos puede llegar a representar un gasto mayor al 50% de sus ingresos o incluso llegar a rebasar sus ingresos, obligándoles a vender propiedades, si es que las tienen, para seguir adelante.

A nivel social, el gasto que representa la diabetes para las instituciones públicas es el más elevado de todos los rubros de la salud, principalmente si se considera que la diabetes es el principal factor de riesgo junto con la hipertensión que en muchos casos le acompaña, para los infartos y los accidentes vasculares cerebrales. En el año 2021, la IDF señaló que los gastos estimados por diabetes en México fueron de 40,920,559,680 (casi 41 mil millones de dólares o más de 800 mil millones de pesos), esta cifra es sin considerar, como ya señale, los que se estima que tienen diabetes y no han sido diagnosticadas y a los que tienen prediabetes.

Reflexionemos ahora sobre lo que se pudiera haber hecho en el 2021, con esos 800 mil millones de pesos, utilizados en infraestructura y obras de desarrollo social, con creación de empresas y generación de fuentes de empleos, que permitirían a todos los mexicanos tener una mejor calidad de vida. La educación en salud en nuestro país no ha recibido la atención suficiente para lograr impactar en el desarrollo de la diabetes y todos los programas preventivos que se han establecido hasta la fecha y que no han tenido el éxito esperado, de tal manera que esta enfermedad en lugar de disminuir se ha incrementado, al igual que sus complicaciones, así ha disminuido la calidad y esperanza de vida de los mexicanos.

Es necesario una mayor inversión en la educación en salud en las generaciones de niños y jóvenes para evitar que estos desarrollen la diabetes en su edad adulta, múltiples programas han demostrado que esto es posible, sin embargo, no se les ha dado el lugar que merecen dentro de las políticas nacionales de salud.

Esperamos que estos datos, contribuyan a favorecer la modificación de las políticas de intervención educativas con un enfoque realmente efectivo y dirigido a hacia la disminución de esta enfermedad que hasta hoy representa, ya que, como hemos visto, representa el más alto gasto personal, familiar y social y es la principal causa de incapacidad y muertes tempranas.

Bibliografía

1: Federación Internacional de Diabetes 2021 *Atlas de la Diabetes de la FID. 10° edición. Bruselas*, Bélgica. https://diabetesatlas.org/

LOS DIFERENTES TIPOS DE DIABETES, CAUSAS Y EVOLUCIÓN DE LA PREDIABETES Y DIABETES

1. Conceptos Básicos que un Paciente con Diabetes Debe Conocer

Nuestra sangre contiene un azúcar llamado glucosa, que normalmente se encuentra en una cantidad de entre 70 a 100 miligramos por decilitro en ayunas, y de 80 a 140 después de los alimentos.

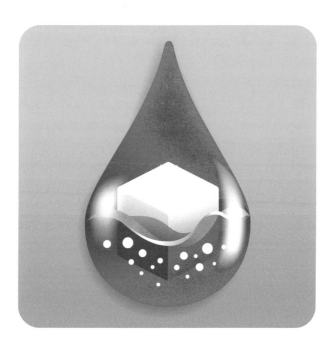

La principal función de la glucosa es proporcionar energía. *Todas las células del cuerpo necesitan energía para funcionar: corazón, riñones, cerebro, pulmones y todos los órganos están formados por células, que requieren de energía, la cual obtienen principalmente de la glucosa que circula en la sangre.*

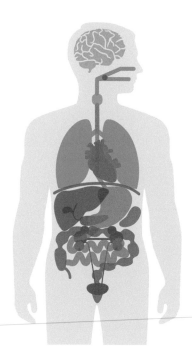

Si por alguna razón la glucosa no puede entrar a las células para darles energía, esto hace que aumenten sus concentraciones en sangre, volviéndola más espesa, y es cuando inicia la **prediabetes,** definida por glucosa en ayunas de 101 a 125, y/o después de los alimentos es de 141 a 199. Si no se establece tratamiento la prediabetes evoluciona a diabetes, definida por glucosa de 126 o más en ayunas y/o de 200 o más después de los alimentos.

Antes a la prediabetes se le conocía como intolerancia la glucosa en ayunas e intolerancia postprandial a la glucosa, no existía un tratamiento bien definido, y únicamente se daban recomendaciones generales al paciente y se le decía que tenía un alto riesgo de desarrollar diabetes. Prácticamente era como decirle "regrese cuando ya tenga diabetes". Afortunadamente los conceptos han cambiado y ahora cuando a una persona se le detecta prediabetes hay un tratamiento para ello y a través de este, se puede evitar que la persona desarrolle diabetes.

Cuando una persona empieza con diabetes y se le establece un tratamiento adecuado, no solo no le perjudicara la enfermedad, sino que incluso le beneficiara, ya que el tratamiento actual de la diabetes se basa en llevar una alimentación y un estilo de vida saludables, de proyectar esto hacia la familia, con lo que mejorara la salud de todos. Por lo tanto, los pacientes pueden tener una vida normal y evitar complicaciones a través de un buen control.

2. Los Diferentes Tipos de Diabetes

Como mencionamos antes, una persona con diabetes es aquella que no puede introducir eficientemente la glucosa en sus células, lo que hace que aumenten sus concentraciones en la sangre. Pero ¿Cuál es la razón de que no pueda pasar eficientemente la glucosa a las células? Para que la glucosa pueda entrar a las células y darles energía, necesita de una sustancia conocida como insulina, la cual se produce en unas células, llamadas células beta que se *localizan en el páncreas. Si la glucosa no pasa al interior de las células, aumentan en la sangre sus niveles y se presenta la diabetes, de la cual hay cuatro tipos que son:*

A. *Diabetes Tipo 1*
B. *Diabetes Tipo 2*
C. *Diabetes Gestacional*
D. *Otros tipos específicos de diabetes*

La diabetes tipo 1, es causada por que el sistema inmunológico de la persona desconoce las células beta de su páncreas como propias y las empieza a destruir, causando una baja o nula producción de insulina, por lo que en estos casos el tratamiento debe ser con insulina, La diabetes tipo 1, se presenta generalmente en la infancia o en la adolescencia, aunque puede llegar a presentarse en la edad adulta.

La diabetes tipo 2, es causada por un exceso de producción de insulina, pero de mala calidad, lo que condiciona resistencia a su acción en los tejidos periféricos, por lo que, aunque hay mucha insulina esta no actúa eficientemente, por ello en estos casos el tratamiento va enfocado a mejorar la calidad de la insulina que produce el organismo y a disminuir el exceso de su producción. Esta es la forma más frecuente de diabetes (más del 90%) y generalmente se presenta en la edad adulta, aunque se ha incrementado su presentación en adolescentes y en niños.

La diabetes gestacional es la que se presenta en las mujeres durante el embarazo y que desaparece al terminar el embarazo, el tratamiento se establece con plan de alimentación y actividad física, y de ser necesario, con el uso de insulina. Si la diabetes persiste después del embarazo, entonces debe continuarse un tratamiento preventivo, ya que el antecedente de diabetes gestacional se considera un factor de riesgo para el desarrollo de diabetes tipo 2.

Los otros tipos específicos de diabetes se refieren a enfermedades causadas específicamente por alteraciones genéticas, enfermedades del páncreas, enfermedades endocrinas, sustancias químicas, medicamentos, infecciones y formas poco comunes mediadas por procesos inmunes. En estos casos el tratamiento debe ser establecido por un médico especialista.

3. Cómo se desarrolla la Diabetes en el Cuerpo

3.1 Causas y evolución de la diabetes

El páncreas tiene una porción endocrina constituida por células que producen sustancias que permiten que las sustancias nutritivas que han pasado al torrente sanguíneo sean utilizadas por nuestras células para sus diferentes funciones. Una de estas sustancias es la insulina, que se produce en las células Beta y la otra es el glucagón que se produce en las células Alfa. La producción normal de insulina es de aproximadamente 0.7 a 0.9 unidades por kilo de peso, por lo que una persona de 60 kg. requiere producir aproximadamente de 42 a 63 unidades de insulina. Las células beta vienen genéticamente determinadas para producir esta cantidad de insulina y posee una capacidad funcional adicional de casi un 100% o sea que podrían llegar a producir de ser necesario de 1.4 a 1.8 unidades por kg. de peso.

El factor hereditario de la diabetes tipo 2, parece basarse principalmente en una disminución de esta capacidad funcional adicional, lo que explica que algunas personas a pesar de tener obesidad y llevar malos hábitos de alimentación, no desarrollen diabetes, por el contrario, aquellas que traen la predisposición genética al forzar a sus células betas con malos hábitos de alimentación y estilo de vida, llegan a desarrollar diabetes por la destrucción de sus células beta que se esfuerzan al máximo tratando de liberar una mayor cantidad de insulina que se requiere en esta persona. Las personas con diabetes pueden tener en forma hereditaria un páncreas que tiene cierta dificultad para producir la insulina en cantidad adecuada y/o de buena calidad.

Anteriormente se consideraba que el factor hereditario era el más importante y determinante para la presentación de la diabetes, sin embargo, se ha observado que actualmente se está incrementando el número de pacientes que desarrollan diabetes a pesar de no tener ningún familiar que la padezca. Esto puede explicarse en base a la modificación de los hábitos de alimentación que se ha presentado en casi todas las poblaciones del mundo y a la disminución de la actividad física por las comodidades de la vida moderna. Estas son las principales razones de que el número de personas con diabetes se esté incrementando alarmantemente en todo el mundo a pesar de programas preventivos que se han instituido para evitarlo.

3.1.1 ¿Qué sucede dentro del cuerpo?

Pongamos el ejemplo de una persona de 60 kg, cuyas células están genéticamente determinadas para producir aproximadamente 54 unidades de insulina al día, si esta persona empieza a aumentar de peso, y sube a 80 kg, ello condiciona que sus células tengan que producir una mayor cantidad de insulina, y empieza a presentarse un forzamiento de estas células Beta, la principal causa del incremento de peso es una alimentación con más energéticos de lo necesario principalmente azúcares y grasas.

La diabetes surge principalmente porque no se tienen buenos hábitos de alimentación, actividad física y estilo de vida. Cuando una persona consume muchos carbohidratos, el páncreas tiene que producir una mayor cantidad de insulina de la que normalmente debería, si esto se prolonga por meses o por años, el páncreas se empieza a lesionar por el exceso de trabajo, si además, la persona sube de peso, el páncreas tiene que producir más insulina. Si se agrega a todo ello el consumo alto de carbohidratos, sobrepeso y nula actividad física, el páncreas se lesiona más.

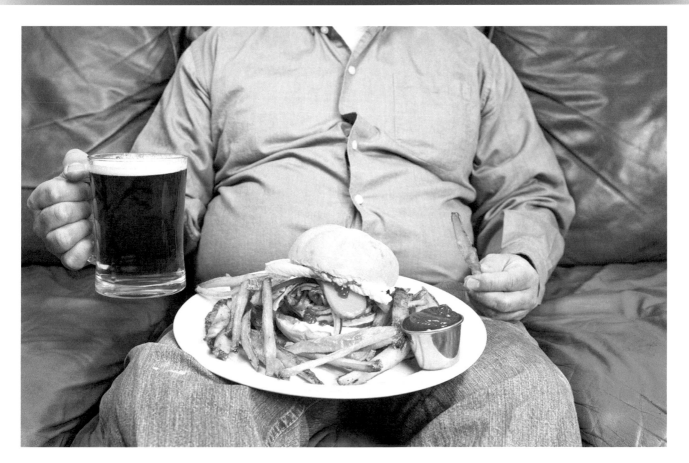

Este exceso de trabajo para el páncreas hace que la insulina que produce empiece a ser de mala calidad, (menos eficiente) y entonces tiene que crear más insulina para lograr introducir la glucosa a las células. Hasta que un día no puede producir la suficiente cantidad y la glucosa se empieza a incrementar en la sangre, en los primeros años esto no es notorio, y lo primero que sucede es que, cuando una persona come, al entrar a la sangre una alta cantidad de azúcares, el páncreas no puede procesarlas y se eleva la glucosa en sangre después de los alimentos.

Ya señalamos que, los valores normales del azúcar en la sangre son de 80 a 140 después de los alimentos. La primera alteración que aparece es que los calores suben de 141 a 199 de azúcar después de los alimentos. En ese momento ya hay **Prediabetes en su primera fase,** lamentablemente la mayoría de las personas no se dan cuenta de ello porque no acostumbran a checarse la glucosa después de los alimentos. Y, si no cambian los malos hábitos de alimentación y la actividad física, llega un momento en que la glucosa se empieza a elevar también en ayunas, el tiempo que pasa entre la prediabetes y la diabetes puede ser desde unos meses hasta cinco o seis años, ya que depende de las características de cada quien.

Cuando se empieza a elevar la glucosa en ayunas, primero sube a valores entre 100 y 125 aquí el paciente sigue teniendo el problema de la **prediabetes en su segunda fase** o sea con afectación a la glucosa en ayunas, en este momento, la diabetes se presentará en un periodo corto de tiempo si el paciente no inicia un tratamiento. Finalmente inicia la diabetes al observarse glucosas mayores de 125 en ayunas y de 200 o más después de los alimentos.

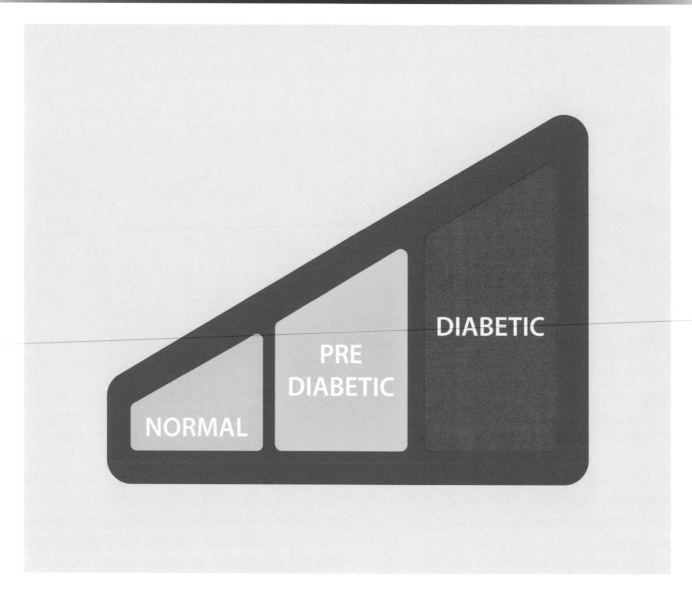

Es importante mencionar que estos valores no son constantes pues dependen de muchos factores, esto es que, un paciente puede tener un día 180 después de comer y al otro día puede tener 90, y el mismo puede pensar que está bien. Sin embargo, debe saber que el organismo se está defendiendo y en muchas ocasiones logra mantener los valores de glucosa en valores normales, pero, en otras no; con el tiempo se van volviendo más frecuentes las ocasiones en que no puede mantener los niveles en rangos normales, hasta que llega el día en que prácticamente todos los valores están altos. Durante todo este tiempo la mayoría de las personas no tienen ninguna molestia, o son muy leves, y pueden pasar desapercibidas, como no entra la suficiente energía en las células, el paciente se empieza a cansar un poco más de lo habitual, tiene más sueño, se le dificultan un poco más los procesos mentales de atención y memoria, pero puede pensar que es porque esta estresado o por que ahora se cansa un poco más en el trabajo, y en general no les da importancia a estos cambios.

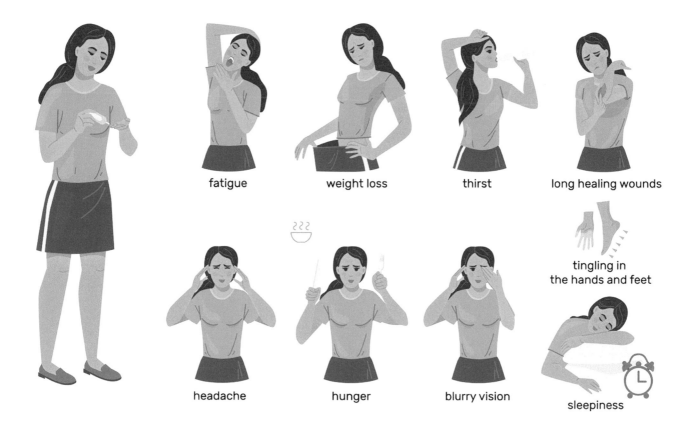

fatigue   weight loss   thirst   long healing wounds

tingling in the hands and feet

headache   hunger   blurry vision   sleepiness

Cuando ya se presenta la enfermedad la mayoría de los pacientes no tienen molestias. Algunos de ellos pueden empezar a orinar mucho y a tener mucha sed, pero la mayoría sigue sin tener molestias al principio de la diabetes. Como no hay molestias y la persona no se checa su azúcar la diabetes sigue avanzando y después de algunas semanas o meses, el paciente empieza a bajar de peso y a tener los síntomas de mucha sed e ir al baño constantemente, ahí es cuando acude al médico y al realizarse los exámenes de laboratorio se le detecta la diabetes, pero es una diabetes que ya existía tiempo atrás.

3.2 La prediabetes. Cuando ya está alta la glucosa, pero todavía no se tiene diabetes

Los valores normales de azúcar en la sangre son de 70 a 100 en ayunas y de 80 a 140 después de los alimentos. Cuando a una persona aparentemente sana, se le detectan valores de 101 a 125 en ayunas o de 141 a 199 después de los alimentos, podemos decir que tiene prediabetes, considerada una etapa entre estar sano y tener diabetes y donde se puede establecer tratamiento para evitarla.

3.2.1 La prediabetes tiene dos fases

Fase 1 de la prediabetes: Es cuando el azúcar esta alta después de los alimentos, pero se mantienen normal en ayunas. Al inicio estas elevaciones se presentan únicamente después de haber consumido alimentos de alto valor calórico en exceso. Por ejemplo, la persona acudió a un servicio de buffet y comió en gran cantidad de todo. Lo ideal es no comer en exceso, pero si la persona lo hace, la recomendación es que se cheque su azúcar una y dos horas después de que empezó a comer. Los valores deben estar por debajo de 140 sin importar que haya comido o bebido.

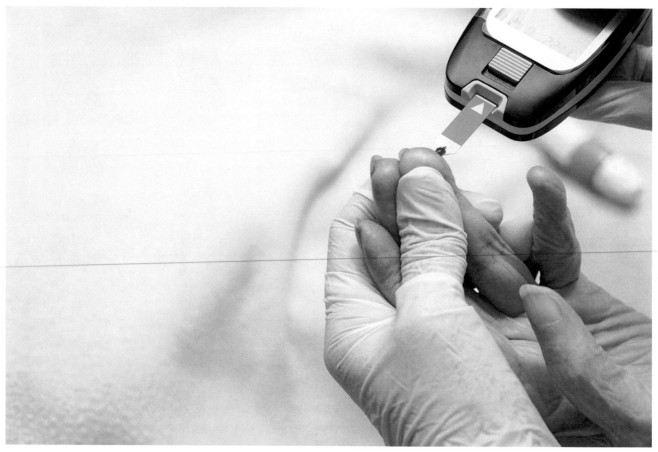

chequeo de glucosa con glucómetro

Conforme pasan los meses, si no se corrigen los factores de riesgo, la glucosa sigue elevándose, pero ahora incluso (aún cuando no se coma en exceso), es importante recordar que esto es progresivo, por ejemplo al principio puede ser que la glucosa solo se eleve una vez al mes (cuando se come en exceso), después dos o tres veces al mes luego dos o tres veces por semana (aun cuando no se coma en exceso), hasta que llega un momento es que las elevaciones se presentan casi después de todos los alimentos.

Fase 2 de la prediabetes: Se caracteriza por el aumento de glucosa en ayunas en valores de 101 a 125. El tiempo que puede pasar entre la fase 1 y la fase 2 de la diabetes es muy variable y puede ser desde unos pocos meses hasta varios años, en algunos casos puede presentarse la fase 2 cuando las elevaciones del azúcar después de los alimentos aun no son muy frecuentes, estas variabilidades dependen de las características de cada persona como: edad, ocupación, stress, actividad física, cambios en los hábitos de alimentación, etc. Lo que es importante recalcar es que cuando se presenta la fase 2 de la prediabetes, generalmente en poco tiempo se presentara la diabetes que se caracteriza por valores de glucosa en ayunas de 126 o más y/o después de los alimentos de 200 o más.

Tanto en la fase 1 como en la 2, pueden coexistir valores altos y valores normales de azúcar en sangre, esto quiere decir, que una persona con prediabetes puede tener un día 180 de glucosa después de los alimentos, y al otro día puede tener 110 también después de los alimentos, y esto no quiere decir que se le haya quitado la prediabetes, sino que el organismo ese día por diferentes factores, logro evitar el aumento de glucosa por arriba de 140. Esto puede depender del estado emocional, de la actividad física, del tipo de alimentación y de otros factores más.

Reafirmando. Lo normal de glucosa en sangre es:

En ayunas	70 a 100 mg/dl
Después de los alimentos	80 a 140 mg/dl

Cuando a una persona se le detecta glucosa en ayunas mayor de 100 o glucosa después de los alimentos mayor de 140, está indicado solicitarle una Curva de Tolerancia a la Glucosa Oral, para saber si está cursando con prediabetes o si ya inicio con diabetes.

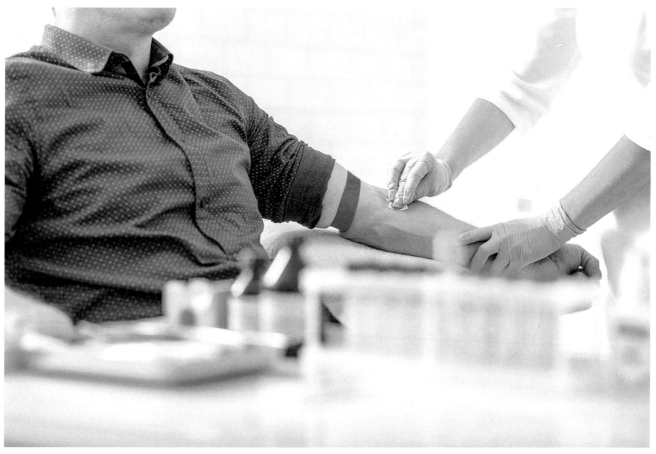
Paciente haciéndose análisis de sangre

3.2.1.1 Curva de Tolerancia a la Glucosa Oral

La Curva de Tolerancia a la Glucosa Oral (CTGO) es considerada la prueba estándar de oro para el diagnóstico de la diabetes. Consiste en checarle al paciente su glucosa en ayunas, luego se le dan a tomar 75 gr. de glucosa y posteriormente se le checa la glucosa 1 y 2 horas después.

3.2.1.2 ¿Cómo se interpreta el resultado?

Si los valores son:
En ayunas   70 a 100 mg/dl
Después de la carga de glucosa   80 a 140 mg/dl

LA PERSONA ESTA SANA

Si los valores son:
En ayunas   101 a 125 mg/dl
Después de la carga de glucosa   141 a 199 mg/dl

ES PREDIABETES

Si los valores son:
En ayunas   126 o más
Después de la carga de glucosa   200 o más

ES DIABETES

La CTGO, nos establece con toda certeza el diagnóstico de prediabetes o de diabetes. Si se miden también los valores de Insulina, tendremos información importante sobre la funcionalidad de la célula B y la producción y calidad de la insulina. En pacientes con obesidad, acantosis nigricans, poliquistosis ovárica o dudas diagnósticas, lo ideal es medir también los valores de Insulina.

3.3 Factores de riesgo para el desarrollo de prediabetes y/o diabetes

La causa de la prediabetes y de la diabetes tipo 2 es multifactorial, esto quiere decir que es causada por muchos factores, a estos los conocemos como factores de riesgo. El manejo de los factores de riesgo es tan importante que se ha llegado a considerar que si se trataran adecuadamente podría evitarse la diabetes aproximadamente en el 80% de los casos. Por ello se recomienda que las personas con factores de riesgo se chequen la glucosa por lo menos una o dos veces al mes después de los alimentos, principalmente cuando por alguna razón fue una alimentación con muchas calorías.

3.3.1 Recomendación de chequeos de glucosa en sangre

- ✓ Personas sin factores de riesgo: cada tres meses.
- ✓ Personas con 2 o más factores de riesgo: cada mes,
- ✓ Personas con prediabetes: cada semana.

✓ Personas con diabetes: una o dos veces a la semana si están en buen control, una o dos veces al día si están en mal control.

Recuerde que los chequeos de azúcar son una o dos horas después de los alimentos y se realizan con glucómetro.

Factores de Riesgo para el Desarrollo de Prediabetes y/o Diabetes

- Vida sedentaria y malos hábitos de alimentación.
- Colesterol elevado.
- Alimentación alta en azúcares y grasas.
- Uso de sustancias que elevan la glucosa (corticoides, anabólicos, entre otros).
- Sobre peso y obesidad.
- Antecedentes de elevaciones de la glucosa (en embarazo, cirugía u otras causas)
- No realizar ejercicio en forma regular.
- Triglicéridos elevados.
- Estrés crónico.
- Presión alta (Hipértensión).
- Disminución de HDL..
- Estados de depresión crónica.
- Obesidad y diabetes en familiares.
- Deficiencia de Vitamina D.
- Hipotiroidismo

Mientras más factores de riesgo tiene una persona, más posibilidades tiene de desarrollar prediabetes o diabetes tipo 2. Todas las personas sanas, con factores de riesgo, así como aquellas con prediabetes o con diabetes pueden beneficiarse al corregir sus factores de riesgo.

- Vida sedentaria y malos hábitos de alimentación

Cuando hablamos de vida sedentaria, nos referimos a las personas que llevan un estilo de vida "pasivo", esto es que tienen un trabajo de oficina, que tratan de caminar lo menos posible, (usan coche, elevador, escaleras eléctricas, etc.) que están mucho tiempo en "reposo", viendo la televisión, usando la computadora, el celular, los videojuegos, etc. Que no realizan actividades "activas", pintar, limpiar, podar, entre otras actividades.

Imagen que muestra una persona sedentaria

La solución es que todos los días debemos buscar la manera de realizar actividades "activas", como caminar al trabajo o a la escuela y subir escaleras, por ejemplo, así también debemos tratar de realizar menos actividades "pasivas" y sustituirlas por paseos en el parque, correr, bailar, jugar futbol, bádminton, voleibol, basquetbol, pingpong o lo que sea que requiera movilidad corporal.

Respecto a los malos hábitos de alimentación nos referimos, al hecho de no consumir suficientes verduras, de no tomar suficiente agua natural de comer en exceso hasta quedar "llenos", de comer muy rápido o mal pasarse. (Ver capítulo del plan de alimentación).

Colesterol elevado y el LDL (ver capítulo de enfermedades agregadas).

- Alimentación alta en azúcares y grasas. A pesar de ser aparentemente uno de los factores de riesgo más simples de corregir, ya que como su nombre lo indica, solamente tenemos que disminuir el consumo de azúcares y de grasas, es uno de los que más se ha incrementado en las personas y es de los que más difícilmente las personas pueden corregir. Esto debido a aspectos socio culturales y a la dificultad de modificar hábitos que se han llevado toda la vida. (Ver capítulo del plan de alimentación).

- Uso de sustancias que elevan el azúcar en la sangre.

Hay sustancias que pueden elevar el azúcar en la sangre, algunas de estas son medicamentos indicados por el médico como por ejemplo los corticoides, que se usan en problemas inflamatorios, alérgicos y en muchos más, por ello es importante informar al médico cuando se tiene prediabetes o diabetes, para que indique otro opción de medicamentos y no con corticoides ya que su uso pudiera provocar que la prediabetes se convierta en diabetes o que una diabetes una existente se descontrole. Los anabólicos manejados en forma incorrecta se utilizan para incrementar la masa muscular, también pueden condicionar aumento de la glucosa en sangre y relacionarse con el desarrollo de la diabetes, estos pueden ser: hormona del crecimiento y testosterona entre otros.

Los productos que contienen altas cantidades de calorías y de aminoácidos libres, pueden condicionar elevación de la glucosa en sangre, al utilizarse en forma inadecuada o excesiva, para mejorar el rendimiento deportivo, por ello cuando se utilicen estos productos debe ser bajo la supervisión de un nutriólogo capacitado.

- Sobrepeso y obesidad. El Sobrepeso es la antesala de la obesidad, la cual es una enfermedad crónica recidivante, con exceso de grasa corporal, que produce disfunciones y enfermedades físicas, psicológicas y sociales. La obesidad es la enfermedad crónica más frecuente y se relaciona con diabetes, hipertensión, infarto al miocardio, embolias, depresión, problemas osteoarticulares y gastrointestinales, disfunción sexual, infertilidad y cáncer entre otras muchas más. A través del ejercicio y de una buena alimentación se puede combatir este problema (Ver capítulos de ejercicio y de alimentación)

- Antecedentes de elevaciones de la glucosa. Si bien este es un factor de riesgo no modificable, el hecho de tener el antecedente le confiere uno de los factores de riesgo para el desarrollo de prediabetes y/o diabetes. El antecedente más frecuente es el de la elevación de glucosa en la sangre durante el embarazo, condición conocida como diabetes gestacional. Este es un tipo de diabetes que se desarrolla habitualmente durante el segundo o tercer trimestre del embarazo y que desaparece al término del mismo. Otros antecedentes pueden ser las elevaciones del azúcar en sangre durante enfermedades graves o con el uso de medicamentos o sustancias, y que también desaparecieron al terminar la enfermedad o suspenderse su uso.

- No realizar ejercicio en forma regular. La practica del ejercicio en forma regular, mejora la circulación y el funcionamiento del organismo por lo que debería formar parte de los hábitos cotidianos y realizarse todos los días, o por lo menos cinco días a la semana. Sin embargo, el ritmo acelerado de vida que muchas personas llevan en la actualidad ha hecho que este hábito sea cada vez menos frecuente. El ejercicio debe establecerse de acuerdo a la capacidad física y características de cada persona. (Ver capítulo de ejercicio).

- Triglicéridos elevados. Los triglicéridos es un tipo de grasa que, a diferencia del colesterol, deriva principalmente del consumo de azúcares (carbohidratos), por ello lo más importante en su tratamiento es la disminución de carbohidratos (azúcares) en la alimentación. (ver capítulo de enfermedades agregadas)

- Estrés crónico. Es también un factor de riesgo al que lamentablemente no se le ha dado mucha importancia, es frecuente b que digan que a una persona le da diabetes por una "impresión fuerte", en realidad en estos casos la persona ya cursa con prediabetes pero no se le había detectado, y al presentar una situación de estrés su hígado libera grandes cantidades de glucosa a la sangre, que no pueden ser manejadas por la insulina, ya deteriorada, manifestándose en diabetes. Pero en realidad, podríamos decir que esta impresión es como "la gota que derramo el vaso".

Por ello es importante que, una persona que se preocupa o angustia fácilmente o que presenta ansiedad o estrés laboral, familiar o social, aprenda a manejar y evitar que le lleve al desarrollo de la prediabetes o de la diabetes. Al respecto se recomiendan las técnicas de relajación, las clases de yoga y los tratamientos psicológicos entre otros.

- Tener la presión elevada (Hipertensión). Esto es uno de los factores de riesgo para prediabetes y diabetes que además incrementa altamente el riesgo de infarto o embolias, al grado tal que también se le conoce como **"el asesino silencioso"** debido a que en la mayoría de los casos el paciente no tiene ningún síntoma. Muchas personas piensan que la hipertensión causa dolor de cabeza y zumbido de oídos, pero esto en realidad solo se presenta cuando los valores de presión son muy altos. Por ello es muy importante que, si usted tiene presión alta, lea el Capítulo de Hipertensión y Diabetes.

- Disminución de HDL. El HDL (Colesterol de Alta Densidad), es el que conocemos como "colesterol, bueno", ya que tienen un efecto cardioprotector, mientras más alto lo tenga un paciente menor es el riesgo de que tenga un infarto o una embolia. Revise los detalles en el capítulo de dislipidemias.

- Estados de depresión crónica. A este factor de riesgo lamentablemente también se le ha dado poca importancia. A pesar de que se sabe que, durante los estados depresivos, el cerebro disminuye la producción de endorfinas y metencefalinas, que son sustancias que tienen efectos benéficos sobre la circulación el funcionamiento de nuestro organismo. Durante los estados de alegría y de placer se incrementa la producción de estas sustancias cerebrales, y es una de las causas de que las personas optimistas se enfermen menos y de que las personas con depresión se enfermen más frecuentemente, incluso la depresión se ha asociado con el desarrollo de cáncer. La diabetes es una causa frecuente de depresión en las personas, sobre todo si se tiene la expectativa de que se trata de una enfermedad que le llevara a perder la vista o a ser sometido a diálisis o a la amputación de alguna extremidad.

Ahora usted sabe que con un buen control esto no debe suceder, que debe tomar su prediabetes o su diabetes con optimismo para poder controlarla más eficazmente. La depresión puede contribuir a que se genere un descontrol de su diabetes, así que olvide la depresión y anímese a vivir bien y positivamente con esta dulce enfermedad.

- Obesidad y diabetes en familiares. El antecedente de obesidad y de diabetes en familiares de primer grado es otro de los factores de riesgo que no se pueden modificar puesto que el antecedente ya existe, sin embargo, es importante que lo tome en cuenta, no solo para usted sino también para los familiares que tiene que aún no han desarrollado la prediabetes ni la diabetes. Recuerde que mientras más factores de riesgo se tienen mayor es la posibilidad de desarrollo de prediabetes o de diabetes.

- Deficiencia de Vitamina D. La pandemia del Coronavirus puso de manifiesto la importancia de la Vitamina D, pues los que tenían deficiencia de ella, fueron los que presentaron formas más graves del coronavirus y donde se presentó el mayor número de muertes. La Vitamina D, tienen una importante función en el mantenimiento del sistema inmunológico, por lo que su deficiencia favorece el desarrollo de infecciones que pueden contribuir al deterioro glucémico del paciente y al desarrollo de la diabetes o al descontrol de la misma cuando está ya está presente.

- Hipotiroidismo, definido como la deficiencia en la producción de hormonas tiroideas, en las últimas décadas se ha relacionado con un aumento en el riesgo de desarrollar diabetes, ya que participan en el metabolismo de la glucosa, incrementando su captación y su utilización y a nivel del hígado incrementando su metabolismo (glucogenólisis). Por ello es importante que las personas con hipotiroidismo lleven un buen control para disminuir este riesgo.

En la actualidad se recomienda que las personas que tengan más de dos factores de riesgo para el desarrollo de prediabetes y/o diabetes se realicen un estudio llamado **"curva de tolerancia a la glucosa oral"** y otro llamado **"hemoglobina glucosilada",** de esta manera puede saber si su azúcar esta normal o si ya tiene prediabetes o diabetes. Así pues, en caso de que le hayan identificado más de dos factores de riesgo, acuda con su médico y pídale que le solicite la curva de tolerancia a la glucosa y la hemoglobina glucosilada. Una persona sana con factores de riesgo puede llegar a desarrollar Prediabetes si no corrige sus factores de riesgo. Una persona con prediabetes puede llegar a ser nuevamente una persona sana si los corrige.

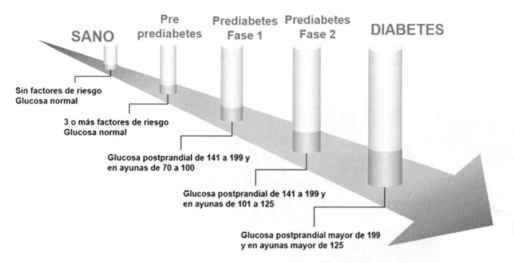

EVOLUCIÓN DE LA DIABETES

SANO — Sin factores de riesgo Glucosa normal

Pre prediabetes — 3 o más factores de riesgo Glucosa normal

Prediabetes Fase 1 — Glucosa postprandial de 141 a 199 y en ayunas de 70 a 100

Prediabetes Fase 2 — Glucosa postprandial de 141 a 199 y en ayunas de 101 a 125

DIABETES — Glucosa postprandial mayor de 199 y en ayunas mayor de 125

GLUCOSA NORMAL: 70 a 100 en ayunas y 80 a 140 postprandial (después de los alimentos)

EVOLUCIÓN DE LOS FACTORES DE RIESGO

3.2 Tratamiento para la prediabetes y para evitar la diabetes

Tratamiento con medicamentos y sin medicamentos

Si usted tiene prediabetes, debe saber que afortunadamente en la actualidad ya existe tratamiento para ello, y si lo lleva a cabo, seguramente ya no le dará diabetes. El tratamiento para la prediabetes se divide en dos partes:

A. Tratamiento con medicamentos
B. Tratamiento sin medicamentos

A). **Tratamiento con medicamentos:** En la actualidad el más utilizado para el tratamiento de la prediabetes es la metformina, y recientemente se han comenzado a usar un grupo de medicamentos llamados inhibidores DPP4 que han demostrado buenos resultados, más recientemente el uso de medicamentos llamados GLP-1 indicados para el tratamiento de la obesidad han mostrado excelentes resultados. Si bien son inyectables, ya también hay presentación en pastillas, aunque estos están indicados para los pacientes que ya tienen diabetes. La selección del medicamento, la dosis y el tiempo que los debe tomar deben ser determinados por su médico,

B). Tratamiento sin medicamentos: está dirigido hacia los factores de riesgo, ya que casi todos ellos se pueden corregir, incluso *este mismo tratamiento se puede utilizar para evitar la prediabetes* en aquellas personas con dos o más factores de riesgo que aún mantienen sus valores de glucosa en ayunas y después de los alimentos normales. El tratamiento para los factores de riesgo también puede ser de gran beneficio para las personas que ya tienen diabetes.

CAPÍTULO III

MONITOREO, CONTROL Y DESCONTROL DE LA DIABETES

Lilia Pavlova Martínez

1. ¿Cómo Iniciar el Control de mi Diabetes?

1.1 Pasos a seguir para tomar el control de su diabetes

Puede ser que apenas se haya enterado que tiene diabetes, o tal vez ya la tiene, pero no lleva un buen control de la misma. En ambos casos esta guía le será de gran utilidad. Si le acaban de diagnosticar diabetes, no se angustie, los conceptos en diabetes han cambiado radicalmente en los últimos años, si aprende a llevar un buen control, puede tener la certeza que no tendrá complicaciones en los ojos, los riñones, pies, o cualquier parte de su cuerpo. Las complicaciones de la diabetes son causadas por azúcar alta, por lo tanto, si usted mantiene su azúcar normal, no tendrá mayores dificultades.

Si ya tiene diabetes desde hace varios meses o años, debe empezar a llevar un control adecuado para evitar el desarrollo de complicaciones y si ya presenta alteraciones, el buen control le permitirá detener o evitar que avancen.

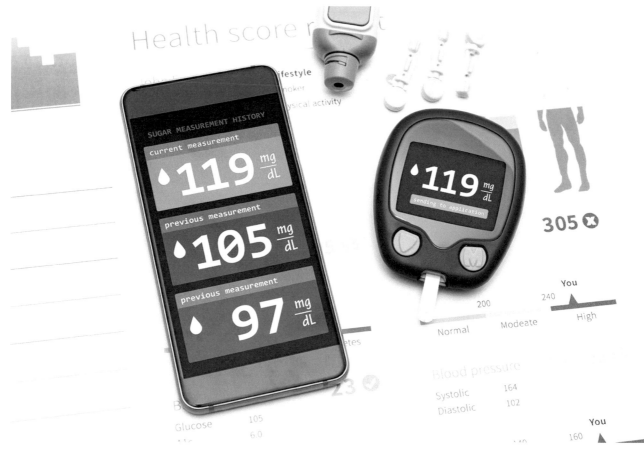

Imagen de ejemplo de control de glucosa

Realmente la diabetes le puede traer muchos beneficios, ya que el tratamiento actual está orientado a establecer hábitos de alimentación, actividad física y estilo de vida sanos, no solo en el paciente, sino también en toda su familia, haciéndolos más sanos y evitando que ellos desarrollen diabetes en el futuro.

Esta guía le enseñará como realizar los cambios necesarios en sus hábitos, sin riesgos para su salud, en forma ordenada y paulatina; las orientaciones son acordes a las características del paciente, hábitos y costumbres de su familia.

1.1.2 Haga lo siguiente y tome el control de su diabetes.

CONFIANZA. Deposite toda su confianza en esta guía, toda ella está hecha para su beneficio y nada de lo que se le recomienda puede perjudicarle, primero lea la guía disfrutando la lectura, aunque no haga ningún cambio inmediato.

DECISIÓN: Tome la decisión de empezar a llevar un control formal de su diabetes, puede tomar esta decisión el mismo día que termine de leer la guía o definir una fecha cercana para cuando ya tenga todos los elementos que necesita para empezar a mejorar el control de su diabetes.

GLUCÓMETRO: Si aún no lo tiene, es necesario que adquiera un glucómetro y una libreta, si tiene hipertensión también debe obtener un aparato para medir la presión (baumanómetro) y si tiene sobrepeso u obesidad se recomienda que también tenga una báscula.

VALORACIÓN MÉDICA: Es muy importante que acuda a una valoración médica con exámenes de laboratorio, con toda confianza puede mostrarle esta guía a su médico.

COMPARTA: Informe de su diabetes a quien o a quienes considere pertinente, ya sea que le acaben de identificar la diabetes o que ya la tenga desde hace tiempo, muéstreles la guía y dígales que va a iniciar el control de su diabetes, para que lo apoyen, pero sobre todo para que también participen y se beneficien de los consejos que vienen en la misma. Cualquier persona tenga o no diabetes, se beneficiará de las recomendaciones de alimentación de actividad física y de estilo de vida que le recomendamos aquí.

CONOZCA SU DIABETES. Si bien es cierto que a la mayoría de las personas cuando tienen preocupaciones les sube el azúcar, también hay algunas personas a las cuales les baja y hay otras a las cuales no les afecta. ¿Qué ocurre con su nivel de azúcar cuando se preocupa? Tenga curiosidad por saber esto y más. Para saber cómo es su diabetes y cómo reacciona ante diferentes alimentos, actividades y situaciones, lea cuidadosamente los siguientes capítulos. Cada diabetes es diferente y seguramente se sorprenderá de lo que descubra.

VALORE LOS RESULTADOS. Cuando observe a través de su monitoreo como está el control de su diabetes, si esta con buen control tendrá la tranquilidad de saberlo y si está en descontrol, podrá establecer las medidas que esta guía le proporcionan para que con la orientación de su médico alcance un buen control de la diabetes. Cuando descubra que no es tan difícil, seguramente se sorprenderá y se sentirá motivado, además los pacientes que mejoran su control a través de lo que aquí se aconseja, mejoran en otros aspectos emocionales, físicos e incluso familiares y sociales.

CONTINUE, PERSEVERE. Recuerde que los buenos hábitos de alimentación, de actividad física y de estilo de vida son permanentes y el continuarlos le garantizara un mejor estado de salud. No piense en cuánto requiere para tener buenos hábitos, simplemente intégrelos a su forma de vivir, a través de ellos sea y viva mejor.

FELICÍTESE. Cuando logre el buen control de la diabetes, felicítese porque ha logrado el éxito y esto le protegerá del desarrollo de complicaciones y le permitirá tener una mejor calidad de vida.

2. El Monitoreo de la Glucosa

2.1 Cómo se hace y para qué sirve

El monitoreo de la glucosa se refiere a la determinación de glucosa (azúcar) en sangre que realiza en forma ordenada y periódica el paciente por medio del uso de un glucómetro, con el objetivo de identificar su grado de control y mejorarlo si es necesario. La frecuencia con que este monitoreo se debe realizar depende del grado de control que la persona tiene de su diabetes. El monitoreo de la glucosa es uno de los pilares del tratamiento de la diabetes y consiste en medirse el azúcar en horarios específicos y con frecuencias determinadas de acuerdo al grado de control de su diabetes, esto forma parte del plan de cuidados en los pacientes con diabetes, ya que proporciona datos que pueden ayudar a realizar ajustes oportunos en el tratamiento que permitan lograr el buen control de la diabetes.

El principal objetivo del monitoreo de la glucosa es que conozca el grado de control de su diabetes y que identifique los alimentos, actividades y situaciones que le aumentan o disminuyen sus valores de azúcar en sangre. En caso de cambios en el tratamiento, ante enfermedades infecciosas, intervenciones quirúrgicas y en la diabetes durante el embarazo, es también indispensable. Es claro que otro beneficio del monitoreo de la glucosa es el de mejorar e incrementar el conocimiento del paciente sobre su propia diabetes, ya que les permite alcanzar y mantener metas de glucosa, así como ser más partícipes y responsables de su control metabólico.

¿Cómo se hace?
En la actualidad se recomienda que los pacientes con diabetes tengan y utilicen para el monitoreo de la glucosa un glucómetro, Por lo tanto, si usted todavía no lo tiene, es indispensable que adquiera uno; de preferencia cómprelo en la ciudad donde vive y asegúrese que las tiras reactivas que utiliza sean fáciles de adquirir. La mayoría de los glucómetros tienen garantía de cinco años y algunos la tienen de por vida.

Lo ideal es que el monitoreo se lo realice usted mismo, ya que el procedimiento es muy sencillo, en caso de que por alguna razón no pueda hacerlo, un familiar cercano o una persona de su confianza podrá hacerlo. La técnica para la medición de glucosa capilar es la siguiente:

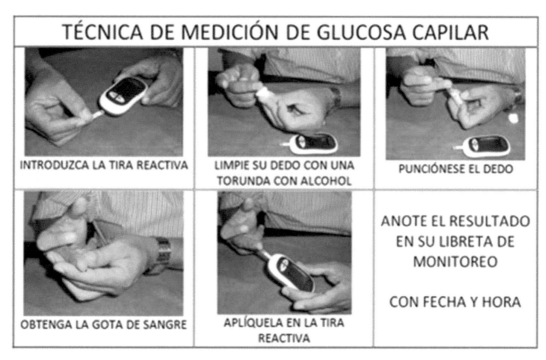

TÉCNICA DE MEDICIÓN DE GLUCOSA CAPILAR

INTRODUZCA LA TIRA REACTIVA

LIMPIE SU DEDO CON UNA TORUNDA CON ALCOHOL

PUNCIÓNESE EL DEDO

OBTENGA LA GOTA DE SANGRE

APLÍQUELA EN LA TIRA REACTIVA

ANOTE EL RESULTADO EN SU LIBRETA DE MONITOREO

CON FECHA Y HORA

TECNICA DE MEDICION DE GLUCOSA

- *La frecuencia con que este monitoreo se debe realizar depende del grado de control que la persona tiene de su diabetes.*

2.1.1 ¿Los chequeos de azúcar deben ser en ayunas?

Antes las personas únicamente se checaban en ayunas, ahora sabemos que esto no es correcto, ya que pueden tener su azúcar normal en ayunas y tenerla muy alta después de los alimentos. Una persona puede tener 300 de glucosa después de cenar, al acostarse a dormir, su cuerpo empieza a disminuir esa glucosa en sangre, incluso algunas veces el paciente se levanta a orinar varias veces en la noche y esto es porque su cuerpo está eliminando azúcar a través de la orina, así por la mañana cuando se levanta si se checa el azúcar puede ser que tenga 90 de glucosa y equivocadamente pueden pensar que esta con excelente control, lo cual no es real, ya que al momento de desayunar le puede subir tal a más de 200, y si a la hora de la comida no ha logrado bajar a un nivel normal, puede subirle a 300 o más por la tarde o por la noche.

Esto es un ejemplo de lo que puede suceder, pero en realidad cada paciente es diferente, de tal manera que algunos pueden tener su azúcar más alta al mediodía y otros la pueden tener más alta en la tarde o en la noche. Por eso la mejor manera de saber cómo esta su diabetes es checándose la glucosa en diferentes horas. A continuación, le enumeramos los ocho horarios recomendables para checarse el los niveles de azúcar:

a). En ayunas

b). Una o dos horas después del desayuno

c). Antes de la comida

d). Una o dos horas después de la comida

e). Antes de la cena

f). Una o dos horas después de la cena

g). A las dos o tres de la mañana

h). En situaciones especiales

- ✓ Los chequeos a las 2:00 o 3:00 de la mañana se realizan cuando se sospecha que el paciente está teniendo altas o bajas de azúcar en la madrugada.
- ✓ Los chequeos en situaciones especiales quieren decir que se debe checar su azúcar, si se siente mal, si comió de más, se desveló, se alteró emocionalmente, tiene fiebre o no hizo ejercicio.

Al principio es recomendable realizarse el monitoreo todos los días por lo menos una semana, para que se conozca, de acuerdo a los resultados puede determinar con qué frecuencia se debe checar posteriormente.

En seguida le presentamos la hoja de recomendaciones para el monitoreo glucémico. Recuerde que puede bajar esta hoja en nuestra página web. www.clinicadediabetes.org

Clínica de Diabetes, Nutrición y Endocrinología

Dr. Mario Eduardo Martínez Sánchez

Endocrinólogo y Nutriólogo

Diabetes, Obesidad, Tiroides, Hipertensión y enfermedades endocrinas

U.R.S.E   H.E.C.M.R.   U.N.A.M.   I.P.N.

Cedula Profesional: 1298689

RECOMENDACIONES DEL MONITOREO DE LA GLUCOSA

La única manera de saber cómo está el control de su diabetes es checándose su azúcar en la sangre, para ello se recomienda el uso de glucómetros y ocasionalmente los exámenes de laboratorio. La frecuencia con que se debe checar depende de su grado de control, de esta manera si usted está en excelente o buen control, le recomendamos que se cheque su glucosa 1 o 2 veces a la semana y si detecta que sus cifras de glucosa son de mal control entonces debe checarse su azúcar 1 o 2 veces al día. Los grados de control son:

Excelente control: se considera cuando se tienen cifras de glucosa (azúcar) de 60 a 100 en ayunas y antes de la comida y la cena y de 80 a 140, una o dos horas después de los alimentos (desayuno, comida o cena).
Buen control: se refiere a cifras de glucosa en ayunas y antes de la comida y la cena de 101 a 140 mg/dl y de 141 a 180, una o dos horas después de los alimentos.
Mal control: es cuando las cifras de glucosa en ayunas y antes de la comida y la cena son mayores de 140, y una o dos horas después de los alimentos son mayores de 180.

LOS HORARIOS EN QUE SE RECOMIENDA LA MEDICION DE GLUCOSA EN SANGRE SON			
1	EN AYUNAS	2	1 o 2 HORAS DESPUES DEL DESAYUNO
3	ANTES DE LA COMIDA	4	1 o 2 HORAS DESPUES DE LA COMIDA
5	ANTES DE LA CENA	6	1 o 2 HORAS DESPUES DE LA CENA

EN SITUACIONES ESPECIALES: cuando hace ejercicio (antes y después), si se siente mal (fiebre, dolor etc.) en situaciones de estrés (enojo, preocupación, angustia, depresión, etc), si comió incorrectamente, después de una fiesta, si se desveló, etc.

Anote sus resultados en la libreta de monitoreo que le proporcionamos (física o digital) y llévela en todas sus consultas. Recuerde que los datos que debe anotar son los siguientes:

Fecha	Hora	Glucosa	Tiempo	Tratamiento	Observaciones o Alimentos.

En datos adicionales, por ejemplo: si le sale alta el azúcar anote porque cree que le subió (se enojó, se preocupó, se desveló, comió de más etc.) y si esto es después de haber comido, anote que comió. En tiempo anote si su chequeo de azúcar fue antes o después de algún alimento o en alguna situación especial.

Esto le permitirá empezar a conocerse, identificara con que alimentos y en que situaciones le sube o le baja el azúcar a usted especialmente (ya que cada persona es diferente), y aprenderá a evitar dichos alimentos y/o situaciones para alcanzar un mejor control de su diabetes.

FELICIDADES Y MUCHO ANIMO Y OPTIMISMO

Las Rosas 412-A, interior 8. Colonia Reforma. Tel. 951-688-5218 email: diabetologo@hotmail.com

RECOMENDACIONES PARA EL MONITOREO GLUCÉMICO

2.1.2 Para qué checarse el azúcar

Al checarse el azúcar, de forma correcta, tal como se lo recomendamos en esta guía, le permitirá empezar a conocerse, identificara con que alimentos y en que situaciones le sube o le baja el azúcar a usted especialmente, ya que cada persona es diferente; aprenderá a evitar dichos alimentos y/o situaciones para alcanzar un mejor control de la diabetes. Para poder lograr esto es necesario que anote sus resultados, puede bajar el Formato de Registro de Monitoreo de la Glucosa en nuestra página web. Si lo prefiere puede hacer sus anotaciones en una libreta.

- *Los datos que debe anotar son: Fecha, hora, tiempo, glucosa y datos adicionales.*

En tiempo anote si se checo el azúcar antes o después de algún alimento, o en la madrugada. En datos adicionales, por ejemplo: Si le sale alta el azúcar anote porque cree que le subió (se enojó, preocupó, desveló, comió de más, o algunar otra situación) y si esto es después de haber comido, anote que comió. **Recuerde.** No es solo checarse el azúcar para saber si su diabetes está controlada o no, lo más importante es identificar las causas del descontrol y establecer estrategias de solución.

2.2.3 Un ejemplo de la importancia del monitoreo

Paciente que por tercera vez se hospitaliza por altas y bajas de azúcar, los fines de semana. La paciente había tenido buen control pero hace tres sábados se empiezo a sentir mal por la tarde y la llevan al hospital, donde al checarle el azúcar le detectan más de 400 de glucosa, el resto de los exámenes son normales y no hay datos aparentes de infección, su tratamiento era a base de 30 unidades de insulina de larga acción por lo que le aumentan la dosis a 40 unidades, dos días después la paciente es llevada al hospital con datos de hipoglucemia severa, detectándosele glucosa de 30, requiriendo tratamiento hospitalario y dándosele de alta con dosis de 30 unidades de insulina. El siguiente sábado vuelve a entrar al hospital por glucosa mayor de 400, le vuelven a aumentar la dosis a 40 unidades y el lunes siguiente vuelve a ingresar por baja de azúcar, por lo que se le establece tratamiento y en el interrogatorio se detecta que los días sábados, la glucosa le subía porque habían decidido hacer las reuniones familiares en su casa y a ella le molestaba ver a sus nietos corriendo por todos lados, además era un día en que comía más de lo que acostumbraba el resto de la semana. Por otra parte, contrariamente, la paciente estaba feliz de que las reuniones ahora fueran en su casa, por lo que la solución no era prohibirles a sus familiares que la visitaran. Realmente la solución era muy sencilla, ahora la paciente continúa poniéndose 30 unidades de insulina y solamente los días sábados se pone 38 unidades, dosis que se determinó a través del monitoreo de la glucosa y con lo cual mantiene ahora un excelente control de su diabetes y no ha vuelto a hospitalizarse.

En la mayoría de los casos se puede mejorar el control de la diabetes gracias al monitoreo de la glucosa. Pero este monitoreo debe ser en los diferentes horarios recomendados debiéndose llevar una anotación de los chequeos y de los datos adicionales que nos permitan identificar la o las causas de que se presenten altas o baja de la glucosa.

2.1.4 La libreta de monitoreo

Para facilitar a los pacientes el registro del monitoreo en CLIDNE les proporcionamos una libreta que puede ser en formato físico o en formato digital. Te mostramos a continuación algunas partes de ella. Esta libreta también la puedes bajar en nuestra página web.

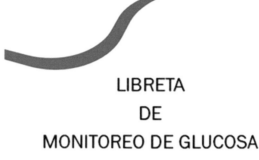

LIBRETA
DE
MONITOREO DE GLUCOSA

CLÍNICA DE DIABETES
Nutrición y Endocrinología A. C.

Editora:
Lilia Pavlova
Martínez Sánchez

Dr. Mario
Eduardo Martínez

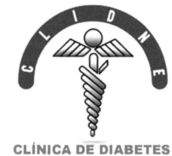

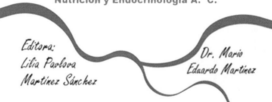

NOMBRE:

DIAGNOSTICO (3)

① _____
② _____
③ _____

TRATAMIENTO (3)

① _____
② _____
③ _____

ALERGIAS ☐ SI ☐ NO A _____

FECHA DE NACIMIENTO _____
TIPO DE SANGRE _____
DOMICILIO _____

TELEFONO _____
CELULAR _____

EN CASO DE EMERGENCIA LLAMAR A:

TELEFONO _____
CELULAR _____

IMPORTANCIA DE TU LIBRETA

Los chequeos de azúcar en sangre capilar (dedos de la mano), realizada con Glucómetro, es en la actualidad y en todo el mundo, una de las herramientas de mayor utilidad para lograr un control adecuado de la diabetes y disminuir el riesgo de complicaciones.

Algunos pacientes les da mucha sed, orinan mucho y sienten un gran cansancio al tener alta su azúcar, pero muchos pacientes no presentan ningún síntoma o molestia, aunque tengan su azúcar muy alta. La única manera de saber cómo esta su azúcar en su sangre es checándose con su glucómetro o en un laboratorio.

Las variaciones del azúcar ante alimentos, actividades físicas y aspectos emocionales son diferentes en cada persona, ya que cada quien tiene su propia diabetes, tratamiento y grado de control. Por ello, Organizaciones internacionales como la ADA y la ALAD, recomiendan que la frecuencia del monitoreo se establezca de acuerdo a las particularidades de cada paciente *

(1): Standars of medical care in diabetes. ADA. Diabetes Care. Vol. 44, Supl. 1., January 2021.

(2): Guías Asociación Latinoamericana de Diabetes (ALAD) 2019.

HIPOGLUCEMIA

Recuerde que la baja de azúcar también llamada hipoglucemia es peligrosa, por ello es importante que usted conozca cuales son los síntomas que se presentan y esto son:

Debilidad

Dolor de cabeza

Visión Borrosa

Palpitaciones

Sudoración

Somnolencia

Temblor

Palidez

Hambre

Nerviosismo o Ansiedad

Mg/dL

60 ↓

Esta misma nos puede llevar hasta el desmayo, convulsiones e incluso estado de coma.

¿Qué debo de hacer en caso de presentar una hipoglucemia?

Consumir un jugo, fruta o algo con azúcar.

Si carga su glucómetro en ese momento cheque su azúcar inmediatamente en caso de sentirse mal. Y después de consumir algo dulce, deberá volverse a checar.

Recuerde que siempre debe tener a la mano su glucómetro.

PIRAMIDE DE ALIMENTACIÓN DE LAS PERSONAS DULCES

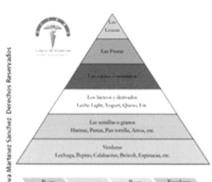

Olvida el concepto de "Dieta para diabético".

Ahora se recomienda una alimentación sana que puede proyectarse a toda la familia.

Esta pirámide te lo muestra y en ella

NO EXISTE EL AZÚCAR

Evítala en ti y en tu familia

TÉCNICA DE MEDICIÓN DE GLUCOSA CAPILAR

Si tienes un excelente control de tu diabetes, puedes checarte 1 o 2 veces por semana, sino es así, debes checarte con más frecuencia.

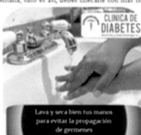

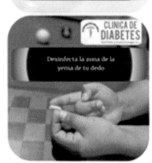

Recuerda que los 6 horarios en los que se recomienda checarte el azúcar son:

Antes y 1 o 2 horas después del desayuno, comida y cena.

Y en situaciones específicas, en la madrugada

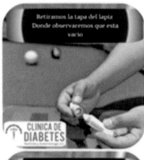

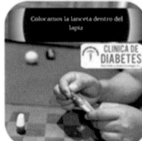

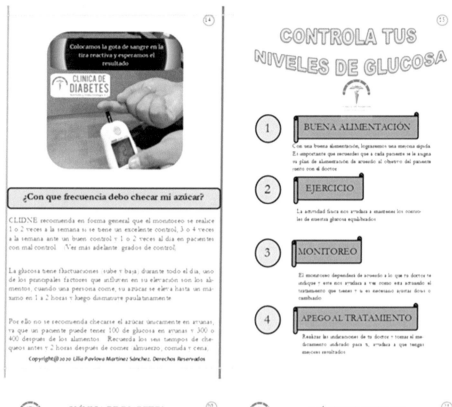

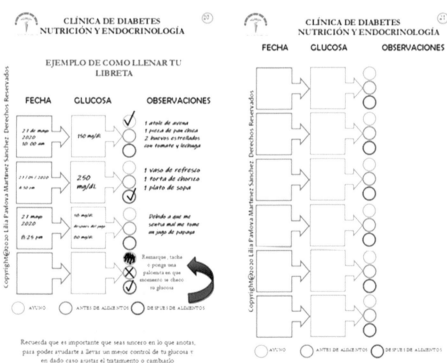

LIBRETA DE MONITOREO.

La aceptación de está libreta por parte de nuestros pacientes ha sido excelente y a la mayoría de ellos, se les facilita el formalizar y responsabilizarse de sus chequeos del azúcar y con ello mejoran el control de su diabetes

3. El Excelente y el Buen Control de la Diabetes

El control de la diabetes se refiere a sí los valores de azúcar en la sangre están dentro de lo normal o se encuentran por encima de estos valores. Si usted tiene de azúcar de 60 a 100 en ayunas y de 80 a 140 después de los alimentos, **felicidades pues tiene un excelente control.** Si sus valores están entre 101 a 140 en ayunas y entre 141 a 180 después de los alimentos, usted tiene un buen control de la diabetes, **Felicidades y trate de lograr la excelencia.** Pero si tiene más de 141 en ayunas y/o más de 181 después de los alimentos, usted tiene un mal control y es necesario que junto con su médico identifique las causas y las corrija.

GRADOS DE CONTROL DE LA DIABETES

	Glucosa en ayunas	Glucosa 1 o 2 horas después de comer
EXCELENTE CONTROL	70 a 100 mg/dl	80 a140 mg/dl
BUEN CONTROL	101 a 140 mg/dl	141 a 180 mg/dl
MAL CONTROL	Más de 141	Más de 180

GRADOS DE CONTROL DE LA DIABETES

El hecho de identificar el grado de control que tiene es muy importante, pues indica cual es la conducta que hay que seguir y se realiza de la siguiente manera:

- **Si usted tiene un excelente control** debe continuar con su tratamiento tal como lo tienen establecido, no hay motivos para que se le modifique su tratamiento actual.
- **Si usted tiene un buen control** y quiere alcanzar un excelente, la recomendación es ajustar su plan de alimentación, incrementar sus actividades físicas y mejorar un poco más su estilo de vida, sin olvidar que el monitoreo es el que le determinara cuando alcance el excelente control. Estos cambios los puede realizar usted mismo con la ayuda de esta guía o si lo prefiere, también con el apoyo de su médico.
- **En algunos casos puede no ser recomendable buscar un excelente control.**
- El buen control se recomienda en aquellos pacientes que por alguna causa no pueden alcanzar un excelente control, sobre todo cuando ya tienen complicaciones crónicas o daño en los riñones, o cuando han presentado hipoglucemias (bajas de azúcar al estar en excelente control).
- **Si usted tiene un mal control** es necesario que acuda con su médico ya que probablemente necesite un ajuste en su tratamiento. No olvide analizar su diario e

identificar las causas del descontrol ya que en algunas ocasiones este descontrol se da en forma transitoria como consecuencia de algunas situaciones especiales. De cualquier manera, no olvide llevar su registro de monitoreo de glucosa a sus consultas.

¿Cada qué tiempo me debo checar y en qué horarios?

La frecuencia con que se debe checar depende de su grado de control, de esta manera si usted está en excelente o buen control, la recomendación es que se cheque la glucosa una o dos veces a la semana y si detecta que sus cifras de glucosa son de mal control entonces debe checarse el azúcar una o dos veces al día.

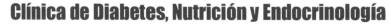

Clínica de Diabetes, Nutrición y Endocrinología
Dr. Mario Eduardo Martínez Sánchez
Endocrinólogo y Nutriólogo
Diabetes, Obesidad, Tiroides, Hipertensión y enfermedades endocrinas
U.R.S.E   H.E.C.M.R.   U.N.A.M.   I.P.N.
Cedula Profesional: 1298689

Ejemplo de Hoja de Monitoreo de la Glucosa

Femenina, 37 años, diabetes tipo 2 de 6 años de evolución, en buen control actual con 1 tableta de 2 mg de glimepirida antes del desayuno. Sin complicaciones y sin enfermedades asociadas.

Nombre: Dulce Adriana Gómez Fuentes	Edad: 37 años.
Diagnóstico: Diabetes Tipo 2.	Tiempo de evolución: 6 años.

Tratamiento: Glimepirida 2 mg antes del desayuno

Fecha	Hora	Tiempo	Glucosa	Datos adicionales Alimentos, Actividades, etc.
03/07/21	10:00	2 horas después del desayuno	167	Desayune cereal con leche, un plato de fruta, 2 huevos con jamón y dos rebanadas de pan tostado.
06/07/21	14:00	Antes de comer	123	
09/07/21	16:30	Después de comer	208	Comí en casa de mi primo, arroz, bistecs con papas, 3 tortillas y un vaso de agua de sandía (tenía azúcar).
10/07/21	7:00	En ayunas	86	Me cheque porque estaba preocupada de que me salió alta el día de ayer.
12/07/21	20:00	Antes de cenar	132	
15/07/21	22:00	2 horas después de cenar	117	Cene café con leche, queso asado, 2 rebanadas de pan integral y un vaso de agua pura.
18/07/21	3:00	Madrugada	93	
21/07/21	7:00	En ayunas	122	Anoche cene 3 tacos de bistec (3 tortillas chicas) y un atole de avena.
24/07/21	10:00	2 horas después de desayunar	68	Desayune una ensalada de lechuga con pollo y queso y un té de manzanilla sin azúcar.
29/07/21	14:00	Antes de comer	90	

EJEMPLO DE HOJA DE MONITOREO

Si analizamos esta hoja de registro del monitoreo de la glucosa, podemos identificar que la paciente se checo su azúcar 10 veces en el mes o sea que en promedio lo hizo dos a tres veces por semana, lo cual se recomienda en un paciente con buen control, hay un valor encontrado de 208 después de comer, lo cual lo colocaría en un mal control, sin embargo en datos adicionales, el paciente está identificando la causa del incremento de su glucosa, por lo que considerando que el resto de sus cifras lo colocan en buen control, no se considera al paciente con mal control, pero si se identifica una cifra por encima de su buen control. En este caso el paciente identifica los alimentos que le propician una elevación de la glucosa y eso le permite evitar estos en futuras ocasiones.

El paciente siguió el orden de los tiempos de chequeo que se recomiendan, pero realizó uno adicional el 10/07/02, por que le preocupaba la cifra alta que había tenido un día anterior. Esta acción permite reconocer a los pacientes la causa de su descontrol. Ya que si, por ejemplo, tuviera un proceso infeccioso al día siguiente la glucosa persistiría alta a pesar de ya no tener el efecto de los alimentos.

En resumen que en este mes la paciente tuvo:

5 cifras en excelente control   50%
4 cifras en buen control   40%
1 cifra en mal control   10%

Esto demuestra a la paciente que se encuentra en un excelente y buen control en el 90% de sus chequeos. Se ha demostrado que la tranquilidad que obtiene un paciente al tener la certeza de que está bien de la glucosa es un factor que contribuye a que siga bien.

Lo invitamos a que inicie su monitoreo de glucosa y que empieza a conocer su diabetes, recuerde que cada paciente tiene una diabetes diferente y lo que a usted le sube o le baja el azúcar puede ser distinto en otras personas ¡Conózcase y mejore!

3.1 Hoja de Monitoreo Glucémico y Glucográfica de 24 horas

Adicional a lo anterior, usted puede elaborar su glucográfica de 24 horas, la cual le permite conocer de forma esquemática y rápida el porcentaje de los diferentes grados de control de su diabetes y los horarios en los que habitualmente presenta un menor control. Esta glucográfica la puede elaborar con los datos de registro de su monitoreo de la glucosa de las últimas semanas o meses. Por ejemplo, si tomamos los datos de la paciente anterior, podemos ver de forma inmediata que durante el mes que se realizó el monitoreo no tuvo ningún valor por debajo de 60 y solamente tuvo uno por encima de 200.

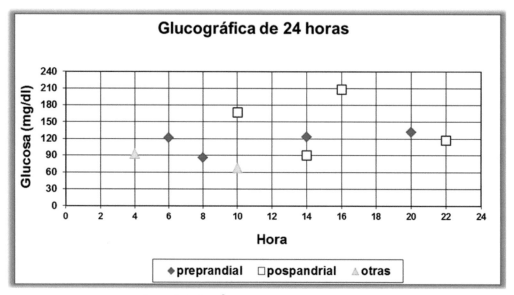

GLUCOGRÁFICA DE 24 HORAS

En este caso el termino prepandial, corresponde a los chequeos que se realizaron antes de los alimentos, el termino postprandial, a los que se realizaron después de los alimentos y en otras se colocó el chequeo que fue a las 3:00 am.

4. El Mal Control de la Diabetes

4.1 Los diferentes grados de descontrol ¿Qué hacer ante cada uno de ellos?

Cuando el azúcar está por encima de lo que llamamos un buen control de la diabetes, decimos que el paciente tiene descontrolada su diabetes y esto implica que deben realizarse los ajustes necesarios para llevar nuevamente la diabetes a un buen control. De acuerdo a la gravedad y al tratamiento que se requiere, se clasifica al descontrol de la diabetes en 4 grados que son los siguientes:

GRADOS DE DESCONTROL EN LA DIABETES		
	Glucosa en ayunas y antes de los alimentos	Glucosa 1 o 2 horas Después de comer
GRADO 1 (LEVE)	141 a 200 mg/dl.	181 a 249 mg/dl
GRADO 2 (MODERADO)	201 a 300 mg/dl	251 a 400 mg/dl
GRADO 3 (SEVERO)	301 a 400 mg/dl	401 a 500 mg/dl
GRADO 4 (GRAVE)	Más de 400 mg/dl	Más de 500 mg/dl

GRADOS DE DESCONTROL DE LA DIABETES

Esta clasificación nos permite tener una guía de manejo que le puede ser de utilidad tanto a usted como al médico que le esté orientando en el manejo de la diabetes.

5. Conductas a seguir ante los diferentes grados de descontrol.

5.1 Descontrol grado 1 (leve)

Si su glucosa en sangre está entre 141 a 200 mg/dl. en ayunas o antes de los alimentos y/o de 181 a 249 1 o 2 horas después de los alimentos, quiere decir que usted tiene un descontrol grado 1, en algunos casos usted puede corregirlo por si solo y en otros será necesario que acuda con su médico. Por lo tanto, debe tratar de identificar las causas de su descontrol y realizar los ajustes necesarios, para ello pregúntese lo siguiente:

✓ ¿Es su alimentación la causa, ha cambiado la cantidad o el tipo de alimentos que consume?
✓ ¿Sus actividades físicas han disminuido?
✓ ¿Está tomando sus medicamentos o aplicándose insulina en la forma correcta?
✓ ¿Está pasando por una situación de estrés no habitual?
✓ ¿Tiene ardor al orinar o fiebre o síntomas sugestivos de una infección?

Si usted detecta que es algunos de estos aspectos y puede corregirlo, hágalo y compruebe el resultado con su monitoreo. Si es una infección o si persiste el descontrol, lo más probable es que sea necesario modificar el tratamiento, ya sea aumentando la dosis, agregando otro medicamento o cambiando por otro u otros medicamentos, por lo que es necesario que acuda con su médico.

5.2 Descontrol grado 2 (moderado)

Si sus niveles de glucosa están entre 201 a 300 mg/dl. en ayunas o antes de los alimentos y/o de 250 a 400, una o dos horas después de los alimentos, usted se encuentra en descontrol grado 2 y su vida e integridad física están en peligro. Es necesario que acuda con su médico. En el descontrol grado 2 se incrementa el riesgo de una complicación aguda como el infarto al corazón y la embolia cerebral que puede llegar a causar parálisis y dejar al paciente con una discapacidad permanente. También se aceleran los procesos que favorecen las complicaciones crónicas, se obstruyen más arterias y se incrementa el daño a los riñones, ojos y pies.

El descontrol grado 2, puede ser el causante de que un daño renal avance de una etapa a otra e incluso que el daño al riñón se vuelva irreversible. Esto es, que un paciente bien controlado y con varios años con diabetes, puede tener su función renal normal, y el descontrol de este grado le puede producir una lesión aguda en sus riñones o en sus ojos y ser el desencadenante para que inicien las complicaciones.

Por lo anterior, si un día usted detecta este grado de descontrol en su persona acuda con su médico para que le ayude a corregir el descontrol. Generalmente es necesario el aumento o la adición de medicamentos y en algunos casos el paciente puede requerir hospitalización, sobre todo en el caso de enfermedades asociadas y con descontrol (hipertensión descontrolada, infecciones, etc.).

5.3 Descontrol grado 3 (severo).

El descontrol grado 3, es cuando el paciente tiene de 301 a 400 mg/dl de azúcar en ayunas o antes de la comida o la cena, y/o de 401 a 500 después de los alimentos, se considera como una urgencia médica, en algunas ocasiones el paciente puede presentar trastornos de las capacidades de razonamiento, dificultades de concentración, irritabilidad, dolor de cabeza, trastornos de la memoria, lo cual nos habla de un precoma diabético, sin embargo como los síntomas son muy difusos e incluso en algunos casos están ausentes, el paciente no les da importancia y refiere sentirse bien, esto atrasa la atención del paciente y en algunos casos el diagnostico a veces se establece cuando el paciente ingresa con un infarto, una embolia o en coma diabético. Algunos pacientes pueden a llegar a presentar coma diabético con los valores de glucosa señalados.

En el descontrol grado 3, el tratamiento debe ser con insulina por el alto riesgo de que el paciente desarrolle un coma diabético, un infarto o un accidente vascular cerebral. En la mayoría de los casos el tratamiento debe establecerse en forma intrahospitalaria.

5.4 Descontrol grado 4 (grave)

Este el caso más grave de descontrol y se caracteriza por valores de glucosa mayores de 400 en ayunas y más arriba de 500 después de los alimentos. Es una urgencia médica y el tratamiento debe establecerse intrahospitalariamente; este grado de descontrol es el que presenta el más alto riesgo de que el paciente manifieste infarto, embolia o coma diabético. En algunos casos el paciente puede referir que no tiene ninguna molestia y expresar" que se siente bien"; pero puede presentar alguna complicación en cualquier momento, por lo que es necesario el tratamiento intrahospitalario, el inicio de una infusión de insulina y de soluciones parenterales. **Los pacientes en descontrol grado 3 o 4 deben recibir atención médica inmediata.**

CAPÍTULO IV

ESTUDIOS DE LABORATORIO Y GABINETE SIGNIFICADO Y VALORES

1. Cuáles y de que tipo son.

Usted debe saber cuáles son los estudios de laboratorio y de gabinete que se debe realizar y con qué frecuencia deben hacerse, para saber si todo está funcionando correctamente dentro del cuerpo o hay alguna parte que se esté dañando y que requiera un tratamiento adicional.

Son aquellos que se realizan a través del estudio de su sangre y orina principalmente. (aunque también pueden incluirse los estudios del exudado faríngeo, cultivos y otros estudios especiales).

1.1 ¿Qué son los estudios de gabinete?

Son aquellos estudios que analizan diferentes partes de su cuerpo, utilizando tecnologías diversas. radiografías, ultrasonidos, electrocardiograma, prueba de esfuerzo, tomografías, resonancia magnética, endoscopias y otros.

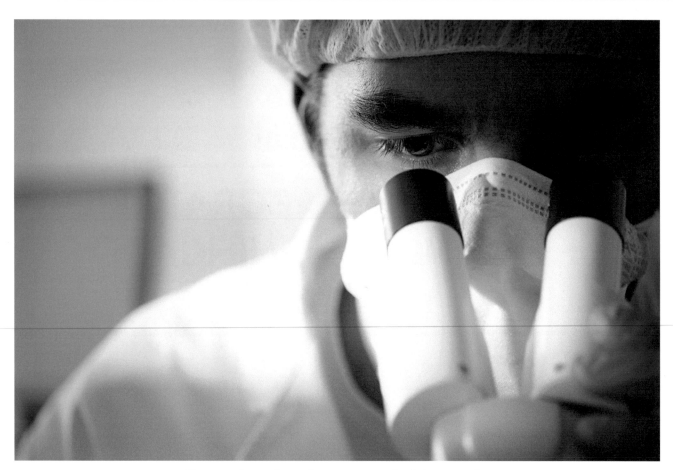

Personal analizando muestra de laboratorio

1.1.1 Hay estudios de laboratorio básicos que se recomienda que las personas con diabetes se realicen cada tres o cada seis meses, estos son:

DE CADA 3 MESES
a. Hemoglobina Glicada
b. Examen General de Orina

DE CADA 6 MESES
a. Biometría hemática completa
b. Química sanguínea
c. Perfil de lípidos
d. Micro albuminuria
e) Vitamina D Total

Si al realizar los estudios, alguno de ellos nos reporta valores fuera de lo normal, es necesario que su médico le dé el tratamiento adecuado y le repita los estudios al siguiente mes y con la periodicidad que él considere adecuado hasta comprobar que se han normalizado. Su médico debe determinar si alguno de los estudios se debe realizar con más frecuencia, por ejemplo, si tiene anemia, lo indicado es que le den tratamiento y se corrobore el resultado a los dos o tres meses. Si se le detecta infección de vías urinarias, se aconseja dar el tratamiento y repetir el examen general de orina una semana después para comprobar que el proceso infeccioso fue eliminado, ya que una infección persistente puede llegar a lesionar sus riñones.

ESTUDIOS DE LABORATORIO ESPECIALES DE CADA AÑO

a. Depuración de creatinina en orina de 24 horas o filtrado glomerular (se recomienda cada año si se detecta micro albuminuria).
b. Perfil de Tiroides.
c. Antígeno prostático específico en el hombre (se recomienda cada año a partir de los 50 años de edad)

Otros que solo se solicitan cuando el médico lo considera necesario, estos son:

a. Electrolitos séricos
b. Urocultivo, se solicita en caso de persistir infecciones de vías urinarias a pesar de tratamiento con antibióticos.
c. Cultivo de secreciones: son estudios especiales para detectar procesos infecciosos (por ejemplo, cultivo del exudado faríngeo).
d. Antibiogramas: cuando un cultivo de orina o de secreciones, demuestra que hay proceso infeccioso, se realiza el antibiograma, que permite identificar a que antibióticos es sensible y a cuáles es resistente la infección detectada.

2. Estudios de Gabinete. Los estudios de gabinete básicos son los que se señalan a continuación.

a. Radiografía de tórax.
b. Electrocardiograma en reposo.
c. Ultrasonidos: De mama, abdominal y genital.
d. Papanicolaou en la mujer.

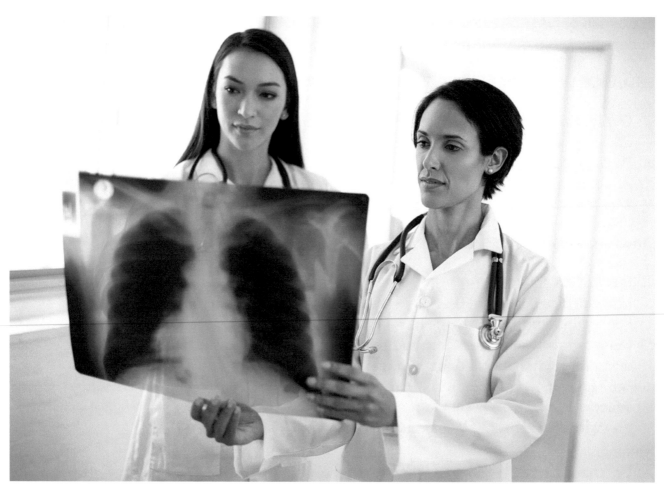

Médicos analizando radiografía de tórax

Los estudios de gabinete especiales son:

a. Prueba de esfuerzo.

b. Tomografía axial o resonancia magnética.

c. Mastografía.

2.1 ¿Cómo se leen y qué significan los resultados de los exámenes de laboratorio y de gabinete?

Es importante que usted aprenda a interpretar los resultados de laboratorio, la mayoría de los estudios puede usted revisarlos para saber si están dentro de lo normal, ya que el laboratorio le reporta el resultado de su estudio y le señala cuales son los valores normales. En algunos casos especiales si detectan anormalidades, se las señalan en un párrafo que dice "observaciones". Usted debe revisar sus estudios y anotar lo que considera que esta fuera de lo normal, así cuando este con su médico le podrá preguntar el significado de sus resultados y el tratamiento que recibirá de ser necesario. Veamos en seguida que significan.

2.1.1 ¿Qué es la Hemoglobina Glicada? Su importancia en el control de la diabetes ¿De qué me sirve y cómo se interpreta?

Unas células muy importantes que circulan en nuestra sangre son los eritrocitos, los cuales tienen dentro de sus funciones, captar el oxígeno a nivel de nuestros pulmones y transportarlo a las células de nuestro cuerpo. Para ello, los eritrocitos contienen en su interior una proteína denominada hemoglobina, la cual puede transportar 4 moléculas de oxígeno. Cuando por alguna razón la glucosa se eleva en nuestra sangre, la hemoglobina capta moléculas de azúcar para disminuirla y evitar que su exceso genere daños en nuestro organismo.

Si la elevación de la glucosa es transitoria la molécula de hemoglobina suelta a la glucosa para que esta sea utilizada, de esta manera la hemoglobina regula en pequeña parte la glucosa en sangre; cuando la elevación del azúcar es persistente la unión de la hemoglobina a la glucosa se vuelve permanente, esto es, la molécula ya no puede liberar a la glucosa y por lo tanto el lugar que ocupa la glucosa no puede ser utilizado por el oxígeno, de esta manera, una consecuencia de que la hemoglobina tenga ocupados sus espacios por glucosa, es que disminuye su función de transportar el oxígeno a los diferentes órganos y tejidos de nuestro cuerpo, que se traduce en hipoxia tisular, que favorece las complicaciones en el paciente con diabetes.

A la unión de la hemoglobina del eritrocito con el azúcar es a lo que llamamos: Hemoglobina glicada. Como el eritrocito de nuestra sangre vive aproximadamente 120 días, los valores de la hemoglobina glicada nos dicen de manera aproximada el promedio de azúcar que se ha tenido durante las 24 horas del día en los últimos dos o tres meses. Esta valiosa información nos permite identificar a los pacientes con mal control, así, por ejemplo, si un paciente que solamente se checa en ayunas tiene valores de 100 a 120 y al determinarle la Hb glicada, esta se reporta en 13, quiere decir que el paciente muy probablemente está teniendo elevaciones de azúcar en sangre durante el día, las cuales de acuerdo al valor de la hemoglobina glicada son por arriba de 300 mg/dl.

Los valores normales de Hb glicada a son de 5 a 6, lo que representa que la glucosa promedio en 24 horas normalmente se encuentre entre 100 y 135 mg/dl. En el paciente con diabetes, valores de Hb. glicada por debajo de 5 no se recomiendan, pues esto indica un alto riesgo de hipoglucemias. Realmente como en muchas cosas todos los extremos son malos, lo ideal es mantenerse en los valores normales, ni muy altos, ni muy bajos. Se ha demostrado que la disminución de la hemoglobina glicada baja el riesgo de enfermedades cardiovasculares como el infarto y la embolia. La prueba de hemoglobina glicada debe realizársela usted cada tres meses, y de acuerdo al resultado, se puede inferir que sus cifras promedio de glucosa aproximadas son las siguientes:

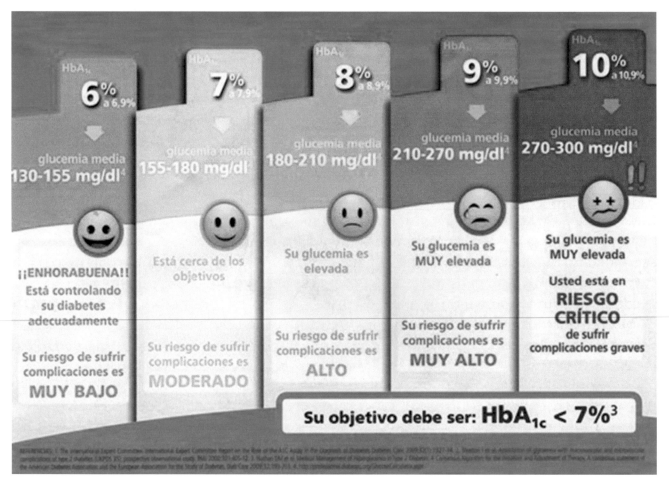

HEMOGLOBINA GLICADA

Usted puede observar en esta gráfica que La elevación de un grado de hemoglobina glicada representa aproximadamente la elevación de 35 mg/dl o de 2 mmol/l. de glucosa o azúcar en sangre. Así que solo tiene que recordar que una hemoglobina glicada de 5 nos indica que el promedio de glucosa de 24 horas es de 100; si su hemoglobina es más alta, solo súmele 35 mg/dl por cada 1% de hemoglobina.

Es así que, si usted tiene 8 de hemoglobina son 3% más arriba de 5, entonces le suma 105 mg/dl (35 por cada 1%) a 100 y el resultado es que su promedio de glucosa es de 205 mg/dl, lo que significa que está usted en descontrol y requiere modificación de su tratamiento. Si consideramos que los valores para un buen control de la diabetes son de menos de 140 en ayunas y de menos de 180 después de los alimentos, si usted tiene una hemoglobina glicada menor de 7 tiene un buen control.

Recordemos que un excelente control se refiere a cifras de glucosa en sangre de 60 a 100 en ayunas y de 80 a 140 después de los alimentos. Si usted tiene una hemoglobina glicada de 6, tiene un excelente control de la diabetes, considerando que el objetivo es que se mantenga entre excelente y buen control. Sus objetivos de hemoglobina glicada deben ser entre 6 y 7%.

Es importante mencionar que la hemoglobina glicada es un excelente indicador del promedio de glucosa que ha tenido una persona en los últimos dos a tres meses, pero que en ciertas ocasiones puede inducirnos a una valoración errónea. Por ejemplo, si una persona está teniendo hipoglucemias frecuentes que coexisten con elevaciones de la glucosa, y por las noches tiene valores de 50 y no se da cuenta porque no se checa, y después de los alimentos está teniendo valores de más de 200, y si el promedio de la glucosa en 24 horas es de 135, la hemoglobina glicada que se reportará es de 7, esto puede hacer creer que el paciente está bien controlado, por ello es importante recordar que la Hb glicada es un elemento que nos apoya en la valoración del control pero que de ninguna manera sustituye al monitoreo de la glucosa.

El valor interpretativo de la Hb glicada está siendo revalorado y se está considerando su uso como diagnóstico de diabetes, pero hay que tomar en cuenta las consideraciones que señalamos enseguida:

A. Actualmente está tomando mayor importancia el diagnosticar a las personas con prediabetes para poder establecer un tratamiento más oportuno que permita evitar el desarrollo de la diabetes. La mayor parte de los pacientes con prediabetes cursan con valores normales de hemoglobina glicada, sobre todo en la fase 1 de la prediabetes, donde las elevaciones de glucosa solo se dan ocasionalmente después de los alimentos.
B. La mayoría de los pacientes que llevan un excelente e incluso un buen control de la diabetes pueden presentar hemoglobinas glicada normales.
C. Las deficiencias de vitamina del grupo B y del ácido fólico, las anemias crónicas, las transfusiones, el paludismo y otras enfermedades, deben tomarse en cuenta, ya que pueden influir en los valores de la hemoglobina glicada.
D. La hemoglobina glicada puede utilizarse para confirmar el diagnóstico y al mismo tiempo valorar el grado de descontrol de la diabetes en un paciente al que se le ha detectado glucosa elevada.
E. También puede utilizarse en programas de detección, ya que su valor es superior a la determinación de la toma de glucosa en ayunas.
F. Es un valioso e indispensable elemento para la vigilancia del grado de control de la diabetes y es recomendable que todos los pacientes se realicen el estudio cada tres meses.
G. Para saber si una persona tiene diabetes, hay que checar glucosa en ayunas y después de los alimentos aunado a medición de la hemoglobina glicada. Si aún hay dudas, lo mejor es realizar la Curva de Tolerancia a la Glucosa Oral.

3. Examen general de orina

En el examen general de orina podemos identificar si existe infección de vías urinarias, en cuyo caso se encuentra un aumento de leucocitos, bacterias y células epiteliales, la orina puede reportarse como turbia y fétida. La presencia de esporas, indica infección por hongos, por lo que de acuerdo a los resultados su médico, podría indicarle antibióticos para las bacterias o tratamiento específico para los hongos o ambos; el EGO debe realizarse por lo menos cada 3 meses (o más frecuentemente si hay síntomas o infecciones recurrentes), ya que en caso de una infección que no recibe el tratamiento adecuado puede llegar a afectar los riñones. Además, la infección por si sola puede ser causa del descontrol de la diabetes.

4. Biometría hemática

Es uno de los estudios que más información nos brinda, está integrada por las Fórmulas Roja y Blanca que nos indican los valores de:

A. Fórmula Roja
   - Eritrocitos
   - Hemoglobina
   - Hematocrito
   - Plaquetas
   - Volumen corpuscular medio
   - Hemoglobina corpuscular media
   - Concentración de Hemoglobina corpuscular
   - Sedimento Globular

B. Fórmula Blanca
   - Leucocitos
   - Neutrófilos o segmentados
   - Eosinófilos
   - Basófilos
   - Linfocitos
   - Monocitos

Los Eritrocitos son las células más abundantes de la sangre y su principal función es transportar oxígeno y hierro a todas nuestras células. Contienen en su interior, una proteína llamada hemoglobina que capta el oxígeno de los pulmones y lo transporta a todos los órganos y tejidos del cuerpo para que este lo utilice.

La Hemoglobina que está contenida dentro de los eritrocitos, contienen hierro que es lo que le da el color rojo a la sangre y el oxígeno que condiciona que este color rojo sea más intenso, por eso la sangre venosa que es la que ya no lleva oxígeno es de un rojo más oscuro. El hematocrito es el total de los glóbulos rojos, glóbulos blancos y plaquetas que se encuentran en la sangre. Por ello también se le llama "volumen celular".

La disminución de los eritrocitos, hemoglobina y hematocrito, nos establecen el diagnóstico de anemia, la cual puede ser leve, moderada o severa. Las causas de la anemia pueden darse por una mala alimentación, una mala absorción, por hemorragia y por enfermedades del riñón principalmente, aunque hay muchas causas más. Lo más importante es que el médico le establezca el tratamiento adecuado para corregir esa anemia en lo posible y le explique la causa de la misma.

Por otra parte, la elevación de eritrocitos, hemoglobina y hematocrito, puede darse por trastornos en el intercambio de oxígeno a nivel de los pulmones, lo cual puede encontrarse en enfermedades pulmonares crónicas, enfermedades del corazón, por tabaquismo y también puede darse en forma normal en personas que viven en lugares de gran altitud sobre el nivel del mar.

Las plaquetas, son las células encargadas de la coagulación de la sangre, cuando sus valores están por debajo de lo normal se le conoce como plaquetopenia o trombocitopenia y a mayor disminución mayor riesgo de que el paciente presente hemorragias en cualquier parte de su cuerpo. Unos signos que pueden alertarle sobre esto, es la formación de moretones sin causa aparente o ante golpes muy leves, el sangrado de encías y la coloración oscura de las heces (que se presenta en caso de sangrado a nivel del tubo digestivo). En estos casos hay tratamientos con medicamentos que le puede indicar su médico y en casos severos puede ser necesario la transfusión de concentrados plaquetarios, de cualquier manera, es importante que su doctor determine la causa de la plaquetopenia.

También puede llegarse a presentar aumento de las plaquetas a lo cual llamamos, trombocitosis y en este caso se incrementa el riesgo de que la persona presente formación de coágulos que pueden desencadenar una trombosis o una embolia. Por ello también es necesario que él especialista le establezca el tratamiento adecuado y le explique las probables causas del incremento de sus plaquetas. Hay otros valores que aparecen en la biometría hemática, que son de utilidad para definir las causas de las anormalidades, estos valores son:

a. Volumen corpuscular medio. Nos indica el tamaño de los eritrocitos.
b. Hemoglobina corpuscular media. Señala la masa de hemoglobina que contienen los eritrocitos.
c. Concentración de Hemoglobina corpuscular media. Muestra el contenido de hemoglobina en los eritrocitos.
d. Sedimentación globular: Indica la velocidad con la que se aglomeran (sedimentan) los eritrocitos. Cuando esta elevada es un dato que nos puede indicar inflamación y/o infección.

4.1 La fórmula blanca

Los leucocitos o glóbulos blancos son células que defienden a nuestro organismo de los agentes extraños como bacterias, virus, sustancias alergénicas, toxinas, etc., y son parte fundamental del sistema inmunológico. Cuando se encuentran aumentados (leucocitosis) nos está indicando que hay un proceso infeccioso y que por ello los leucocitos se incrementan para eliminar las bacterias o los agentes patógenos que están atacando a nuestro cuerpo, también se pueden incrementar en algunos procesos inflamatorios y en el caso de alergias.

La disminución de los leucocitos o leucopenia, nos indica que las defensas del organismo están bajas y que hay un alto riesgo de que el paciente adquiera infecciones y enferme gravemente, hay muchas causas de leucopenia, la cual puede ser leve, moderada o severa. El tratamiento con algunos medicamentos puede ser una causa, las enfermedades como el sida y el cáncer generalmente cursan con leucopenia; en el caso de la diabetes el descontrol de la glucosa aunado a una mala alimentación y a cuadros repetitivos de infecciones puede condicionar una disminución de las defensas con la consecuente leucopenia, así también en enfermedades del hígado, de los riñones, de la autoinmunidad y por toxinas.

4.1.1 Hay diferentes tipos de leucocitos que son:

a. Neutrófilos o segmentados: Son los encargados de destruir a las bacterias y a los hongos. También aumentan ante procesos inflamatorios.
b. Eosinófilos: Aumentan en el caso de alergias y en algunas parasitosis.
c. Basófilos: Aumentan en procesos alérgicos y en reaccione inmunitarias.
d. Linfocitos: Se dedican a la producción de anticuerpos, aumentan en infecciones virales.
e. Monocitos: Se transforman en macrófagos que son los encargados de limpiar la sangre al fagocitar (comer o digerir) a las bacterias y a los detritos o restos celulares.

5. Química Sanguínea. Integrada por la medición de los siguientes elementos de su sangre.

A. Glucosa. Los niveles de glucosa en ayunas en pacientes con buen control de su diabetes, reflejan principalmente la producción de glucosa por el hígado durante la noche. En pacientes con descontrol reflejan la persistencia de hiperglucemia por la imposibilidad del organismo de llevarla a niveles normales. En algunos casos, las bajas de azúcar durante las noches, pueden causar que el hígado al defender al organismo libere un exceso de azúcar, y en la mañana el paciente amanece con la glucosa elevada. Esta es una de las causas por las que en el monitoreo glucémico se recomienda la medición de la glucosa a las dos o tres de la mañana, ya que de esa manera se descarta que el paciente este teniendo hipoglucemias nocturnas.
B. Urea, creatinina y nitrógeno uréico. Estas tres proteínas son de gran importancia para evaluar el funcionamiento de los riñones. Recuerde que los riñones se encargan de eliminar los desechos metabólicos del organismo y estos tres elementos prácticamente son desechos o basura que debe ser retirada de nuestro cuerpo. Cuando el riñón empieza a dañarse y disminuye su funcionamiento, no es capaz de eliminar adecuadamente estos desechos, por lo que estos empiezan a aumentar sus concentraciones en la sangre.
C. Ácido Úrico. El ácido úrico puede llegar a causar una enfermedad llamada hiperuricemia, caracterizada por dolor e inflamación de las articulaciones a la que también se le conoce como "gota" y en cuyo caso debe establecerse tratamiento con plan de alimentación y de ser necesario medicamentos. El ácido úrico se eleva en relación a la ingestión de carnes rojas, por ello una medida básica para bajarlo es reducir su consumo.
D. Perfil de Lípidos. Este estudio se realiza obteniendo una muestra de su sangre en ayunas, para identificar la cantidad de las diferentes grasas o lípidos. Estos lípidos son: Colesterol total (colesterol dañino), los triglicéridos y el colesterol HDL (colesterol benéfico). Las LDL y las VLDL son también parte de estos lípidos. Su significado e importancia y el estudio de sus alteraciones lo puede revisar en el Capítulo de Dislipidemias.
E. Micro albuminuria. La micro albuminuria es un importante estudio que debe realizarle su médico por lo menos cada 6 meses, ya que es la forma más temprana de detectar si sus

riñones se están dañando y de esta manera se puede establecer un tratamiento adecuado para evitar la progresión de la enfermedad de los riñones. Si la micro albuminuria sale positiva, es necesario dar un tratamiento para revertirla, si a pesar del tratamiento no se obtiene el resultado esperado, hay que buscar causas adicionales, pudiendo ser necesario la realización de otro tipo de estudios.

F. Vitamina D Total. La Vitamina D tiene una importante función en el mantenimiento del sistema inmunológico que es el que nos defiende de las enfermedades infecciosas. La pandemia del Coronavirus, hizo resaltar más su importancia ya que se demostró que los pacientes con deficiencia de esta vitamina tenían formas más graves y mayor mortalidad por el coronavirus. Por ello es importante realizar mediciones de esta vitamina por lo menos cada 6 meses y si se detecta deficiencia dar tratamiento (su deficiencia se ha observado que es más frecuente en períodos invernales). Las personas con diabetes y deficiencia de Vitamina D. Tienen más riesgo de presentar complicaciones ante enfermedades infecciosas, bacterianas o virales. Por lo que al detectarse deficiencia de Vitamina D debe darse tratamiento sustitutivo.

6. Estudios especiales

A. Depuración de creatinina en orina de 24 horas. En este estudio el paciente tiene que recolectar todo lo que orine durante 24 horas y llevar esto al laboratorio, para que se determine como está el funcionamiento de los riñones; este estudio se recomienda realizarlo por lo menos cada dos o tres años, si no hay alteraciones, y en caso de que se detecte daño renal, se deberá realizar con la periodicidad que decida su médico.

B. Filtrado Glomerular. Este estudio se puede realizar en lugar del anterior, ya que también nos dice como se encuentra el funcionamiento de los riñones. Su doctor debe decirle cuál de los dos estudios es el más aconsejable para usted.

C. Perfil de Tiroides. Las hormonas de la Tiroides tienen importantes funciones en el organismo algunas de ellas relacionadas con el metabolismo de la glucosa, ya que incrementan su captación y su utilización y a nivel del hígado incrementan su metabolismo (glucogenólisis). Es por ello que la deficiencia de estas hormonas conocida como Hipotiroidismo se asocia con un mayor riesgo de diabetes tipo 2 y con una mayor progresión de prediabetes a diabetes. Así también el hipotiroidismo no tratado puede condicionar descontrol de la diabetes. La recomendación es que las personas con diabetes se realicen el perfil de tiroides por lo menos una vez al año.

D. Antígeno prostático específico en el hombre. El Cáncer de Próstata es en la actualidad el cáncer más frecuente en los hombres, en sus inicios presenta un aumento del Ag Prostático específico, por lo que se recomienda realizar este estudio cada año a partir de los 50 años de edad, si los valores se encuentran elevados está indicado realizar un ultrasonido de próstata y si es necesario una toma de biopsia. Ya que puede tratarse de una hiperplasia prostática benigna y o de un cáncer de próstata en evolución.

6.1 Otros estudios que solo se solicitan cuando el médico lo considera necesario son los que se enumeran a continuación.

A. Electrolitos séricos. Los electrolitos séricos se solicitan en casos de descontrol metabólico, deshidratación y enfermedades graves, ya que su corrección es vital. Los principales electrolitos son: Sodio (Na), potasio (K), cloro (CL) y magnesio (Mg).

B. Urocultivo, se solicita en caso de persistir infecciones de vías urinarias a pesar de tratamiento con antibióticos.

C. Cultivo de secreciones son estudios especiales para detectar procesos infecciosos (por ejemplo, cultivo del exudado faríngeo).

D. Antibiogramas. Cuando un cultivo de orina o de secreciones, demuestra que hay proceso infeccioso, se realiza el antibiograma, que permite identificar a que antibióticos es sensible y a cuáles es resistente la infección detectada.

E. Tele de tórax para valoración de campos pulmonares y silueta cardiaca, se recomienda realizarla por lo menos una vez al año, es un estudio sencillo, económico y que nos da valiosa información sobre los pulmones y el corazón, a través de la tele de tórax podemos detectar: Procesos bronquiales, tumores pulmonares, cardiomegalia y otras alteraciones más.

F. Electrocardiograma en reposo. Es recomendable realizarlo una vez al año, este nos permite valorar la funcionalidad del corazón y en caso de detectarse anomalías, debe solicitarse la valoración del cardiólogo quien, de ser necesario, recomendara la prueba de esfuerzo que comprueba más a fondo la funcionalidad del corazón.

G. Ultrasonido abdominal y genital. Se realiza un ultrasonido del área abdominal y genital cada dos o tres años, esto permite identificar las características del hígado, vesícula, vías biliares, páncreas, bazo, vejiga y riñones. En el caso de la mujer la visualización del útero y los ovarios, y en el caso del hombre la visualización de la próstata. A través de este estudio se pueden detectar: Cálculos renales y vesiculares, esteatosis hepática, miomatosis uterina, quistes ováricos, crecimiento de próstata y trastornos del bazo o páncreas, entre otros.

H. Papanicolaou. Indicado en mujeres que ya han tenido relaciones sexuales. Se recomienda cada año o cada 6 meses en caso de detectarse problemas infecciosos. Es importante recalcar aquí que, si bien es cierto que lo más importante de este estudio es la detección temprana de cáncer cérvico uterino, en el caso de la diabetes, se ha demostrado que muy frecuentemente hay procesos inflamatorios e infecciones bacterianas y por hongos que se detectan a través del papanicolaou, y que requieren tratamiento pues se han relacionado con descontrol de la diabetes. En la mayoría de los casos se recomienda que el tratamiento también lo reciba la pareja.

6.2 Estudios de gabinete especiales

A. Prueba de esfuerzo. Este valora la funcionalidad del corazón, la capacidad física del paciente y su respuesta cardiovascular ante el ejercicio. Para ello se sube al paciente en una caminadora y se le conectan electrodos para visualizar su electrocardiograma en forma dinámica. A través de este estudio se puede inferir si hay obstrucciones en sus arterias coronarias, en cuyo caso se realiza un ecocardiograma (ultrasonido del corazón) para definir la necesidad o no de cateterismo cardiaco.

B. Tomografía Axial y Resonancia Magnética. Se utiliza para diagnosticar enfermedades relacionadas con los pulmones o huesos, es un método eficaz y evitar otros, que son invasivos o agresivos.

C. Mastografía o Ultrasonido de mama: Se recomienda cada año como parte de la detección temprana de cáncer de mama.

- *Hay otros estudios especiales que pueden llegar a ser necesarios, aquí hemos puesto los más importantes y que con más frecuencia se realizan.*

CAPÍTULO V

TÚ MÉDICO Y EL TRATAMIENTO PARA LA DIABETES

Mario Eduardo Martínez

1. Las Valoraciones Médicas.

En este capítulo vamos a responder las preguntas que frecuentemente se hace una persona que cursa con diabetes o piensa que puede llegar a tenerla ¿Qué médico debe ayudarme a controlar mi diabetes? ¿Con qué frecuencia debo ir a consulta médica?

1.1 Las valoraciones médicas especializadas.

Si bien esta guía le enseña a llevar el autocontrol de su diabetes siempre es necesario que este siendo asesorado por un médico. Por ello se recomienda que la orientación para el control de la diabetes se la de un médico general o uno familiar, si usted se encuentra en excelente o en buen control de su diabetes; y por el endocrinólogo en caso de que su diabetes se encuentre descontrolada y el médico general o familiar no haya logrado llevarle al excelente o al buen control. Recuerde que *un excelente control de la diabetes* se refiere a glucosa de 70 a 110 en ayunas y de 80 a 140 después de los alimentos. *Un buen control de la diabetes* se refiere a cifras de glucosa de 111 a 139 en ayunas y de 141 a 199 después de los alimentos.

1.1.1 ¿Con que frecuencia debo ir al médico?

La frecuencia de la consulta médica depende del grado de control y de la presencia o no de complicaciones o de enfermedades agregadas. En general si usted tiene un excelente o un buen control de la diabetes y no tiene enfermedades agregadas, la recomendación es que su consulta médica sea cada tres meses; como los exámenes de laboratorio en este caso se recomiendan cada seis meses, usted podría acudir a una consulta sin exámenes y a otra con exámenes. Si prefiere realizarse los exámenes cada tres meses para acudir a su consulta siempre con exámenes de laboratorio, mejor aún. Aunque no absolutamente necesario.

Si usted tiene descontrol o enfermedades agregadas también en descontrol, la frecuencia con la que su médico le citara, podrá ser cada mes e incluso cada quince días o cada semana, y si no logra llevarle a un buen control, probablemente le enviara con un endocrinólogo.

1.1.2 ¿Qué deben evaluarme en la consulta?

El médico que le atiende, debe tomarle, peso, talla, presión arterial, frecuencia cardiaca y glucosa capilar. En casos especiales pueden requerirse otras mediciones. (impedancia bioeléctrica en el caso de obesidad). Usted debe preguntar siempre sobre el motivo de la consulta, si es de rutina porque ya le tocaba la consulta o si es porque se presentó algún problema en su salud (por ejemplo, si es porque se le están hinchando los pies o bien porque inicio con fiebre o con dolor de garganta, etc.)

En este caso el medico deberá examinarle la parte de su cuerpo donde usted refiere la molestia o deberá interrogarle respecto al síntoma que presenta. Por ejemplo, si tiene fiebre le preguntara desde cuando le inicio, cuanto ha tenido de fiebre, si esta se presenta en forma continua o intermitente, si es de predominio nocturno, matutino o vespertino, si se acompaña de otros síntomas, dolor de cuerpo, fatiga muscular, debilidad, etc.,

Es importante que recuerde que debe llevar en todas sus consultas su libreta de monitoreo de su glucosa (azúcar), la cual debe mostrar al médico para que el valore si usted requiere algún ajuste en su tratamiento. También, quien le atiende en consulta, procederá a auscultarle el corazón, a revisarle el abdomen, sus pies y en general a realizarle una exploración física. Al final su médico deberá extenderla la receta correspondiente, solicitarle los exámenes de laboratorio y/o de gabinetes que correspondan y decirle en que tiempo tendrá usted su próxima cita. En general su doctor debe proporcionarle un teléfono para que usted pueda comunicarse en caso de alguna urgencia o duda respecto a su tratamiento. Recuerde que usted debe hacer uso de esto solo en caso necesario.

1.1.2 Las Valoraciones Médicas con el Especialista.

Sin duda es de gran importancia para su seguridad la valoración médica especializada para ello su médico general o familiar lo debe enviar por lo menos una vez al año con el especialista.

1.1.2.1 El endocrinólogo.

Usted debe ser valorado por lo menos una vez al año por un especialista en endocrinología, que es el médico que se ha especializado en el tratamiento de la diabetes. El deberá determinar si el tratamiento que está llevando es el adecuado y realizara los ajustes correspondientes, posterior a lo cual le regresara con su médico general o familiar para que continué su control. *En casos complicados o de difícil control, el endocrinólogo es el que se debe hacer cargo del control de su diabetes.*

1.1.2.2 El oftalmólogo.

Es de gran importancia que por lo menos una vez al año usted sea canalizado con el oftalmólogo para que este le realice la valoración especializada y el examen de fondo de ojo, que nos permite detectar en forma temprana si existen alteraciones oculares que puedan poner en peligro su vista, y si es así que se establezca el tratamiento adecuado para ello. Recuerde que, aunque usted vea bien, por dentro puede estarse generando un daño que no le da ningún síntoma y que la pérdida de la visión se puede dar en forma abrupta, por ejemplo, en el caso de una hemorragia. No se confié, no pierda de vista su cita con el oftalmólogo.

1.1.2.3 El Cardiólogo.

El infarto al miocardio es una de las principales causas de muerte en los pacientes diabéticos, si se detecta en forma temprana alguna alteración en la función del corazón pueden establecerse medidas preventivas para disminuir el riesgo de que le dé un infarto, por ello recuerde que por lo menos una vez al año debe ser valorado por el Cardiólogo quien le tomara un electrocardiograma en reposo e incluso si lo considera necesario le realizara una prueba de esfuerzo. Así es que, de todo corazón, no falte.

- *Hay otras valoraciones médicas especializadas que pueden llegar a ser necesarias, aquí hemos puesto las más importantes y que con más frecuencia se realizan.*

2. El tratamiento de las Personas Dulces

2.1 Los cinco puntos cardinales del tratamiento

En la actualidad el tratamiento de la diabetes se basa en cinco puntos cardinales, cada uno de ellos de gran importancia, en los siguientes capítulos los conocerá y aprenderá a manejarlos para alcanzar el adecuado control de su diabetes y estos son:

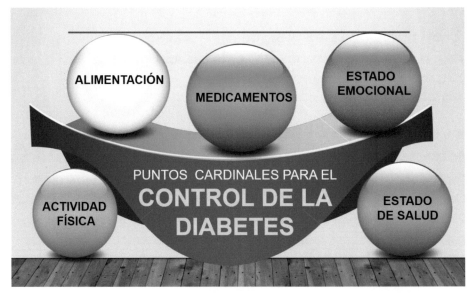

LOS PUNTOS CARDINALES EN EL TRATAMIENTO

- Alimentación. La disminución en la ingesta de alimentos altos en calorías y/o carbohidratos, disminuye los niveles de glucosa en sangre. El aumento de su ingesta aumenta la glucosa.

- Actividad Física. Si se realiza más actividad física, se consumen más calorías y disminuye la glucosa en sangre. Si se realiza menos actividad física, aumenta la glucosa.

- Estado emocional. La ansiedad, la angustia y depresión aumentan los niveles de glucosa en sangre. La tranquilidad, la relajación y el optimismo disminuyen la glucosa.

- Estado de Salud. El mal control de enfermedades agregadas y de complicaciones de la diabetes y las infecciones aumentan la glucosa en sangre. El buen control de las mismas disminuye la glucosa.

- Medicamentos. Si se descartan los puntos anteriores como causa de descontrol de la diabetes, se deben realizar ajustes en las dosis y tipos de medicamentos que se estén tomando.

Cada uno de estos puntos tiene sus particularidades en la diabetes, como ejemplo le hablaremos de la pirámide alimentación.

2.1 ¿Qué es una pirámide de alimentación?

Las pirámides de alimentación son una forma de ejemplificar en forma sencilla que alimentos deben consumir en mayor y en menor cantidad para mantenerte sano, para ello se colocan en la base de la pirámide a los alimentos que puedes consumir con más frecuencia y en la cúspide los que debes consumir con menor frecuencia. Sin embargo, la mayoría de las pirámides están realizadas en forma general cuando en realidad deben variar dependiendo de la edad, estilo de vida, hábitos, costumbres y del estado de salud de cada persona. Por ejemplo, un bebé de un mes, no tiene en su pirámide carne, ni harinas o pastas, ya que solamente toma leche.

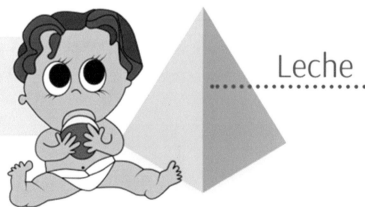

La pirámide de un bebé de un mes únicamente tiene un nivel, que es el de la leche.

Leche

PIRAMIDE DE ALIMENTACION BEBES.

Además, las pirámides también son diferentes dependiendo de las costumbres de cada familia. Hay personas que consumen más productos integrales que son los que contienen más fibra y hay quienes no los acostumbran, hay los que prefieren comer pan y otros que gustan más de las tortillas. Algunas familias toman café y otras no; algunas casi no comen carne y otras las consumen diariamente. De esta manera, la pirámide de alimentación puede ser muy diferente en cada hogar, lo importante es que sea una forma sana de comer.

En el caso de que la persona tenga alguna enfermedad, su pirámide debe ajustarse a ello, es decir, si es un individuo con presión alta, se le recomienda que disminuya el consumo de sal. A una persona con ácido úrico elevado, se le debe disminuir o evitar el consumo de carnes rojas. Alguien con colesterol alto, debe tratar de consumir solo aceites vegetales y en forma moderada y no debe consumir alimentos fritos.

En el caso de las personas dulces, su pirámide, no debe tener alimentos que contengan azúcar y, si tienen alguna enfermedad agregada, deberán adecuarlas a las mismas. Por ejemplo, si además de diabetes tienen colesterol alto, debe hacer lo que señalamos en el párrafo anterior. Una propuesta de pirámide en diabetes es la siguiente:

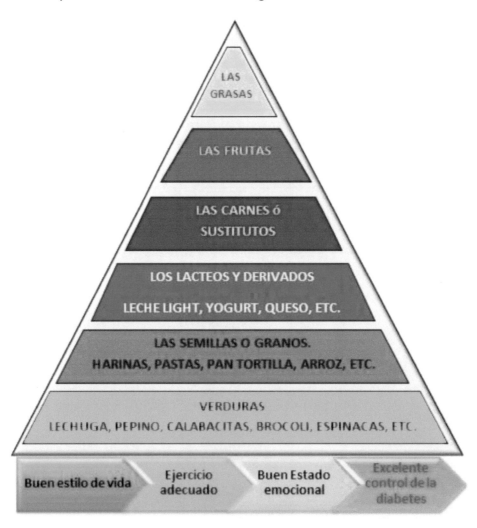

PIRÁMIDE DE ALIMENTACIÓN PARA PERSONAS CON DIABETES

Esta pirámide es la que generalmente deberían llevar las personas con diabetes y no hay que olvidar que puede ser diferente de acuerdo a sus gustos y costumbres. Así, por ejemplo, si usted es vegetariano, simplemente elimine la carne de su pirámide, pero no olvide que tiene que consumir alimentos que la sustituyan. En la base de la pirámide, se puede observar que, un buen estilo de vida, la práctica del ejercicio en forma adecuada y el aprender a controlar los estados emocionales positivamente, son de gran importancia para alcanzar el buen control de la diabetes.

Como puede ver, las verduras deben comerse en forma generosa, las semillas, granos, harinas y pastas también, todos los días, aunque en menor cantidad; los lácteos y derivados también deben ser de consumo diario, las carnes o sustitutos deben consumirse moderadamente, las frutas poco y las grasas en forma mínima. En las próximas páginas aprenderá a comer sanamente de una forma práctica y sencilla. Esta pirámide de alimentación de las personas dulce le beneficiaria llevarla a cualquier adulto, ya que no les hará daño dejar de comer azúcar y productos elaborados con ella, y en el caso de los niños le ponemos como ejemplo la pirámide Coubertin para niños de 6 a 11 años de edad. Note las diferencias.

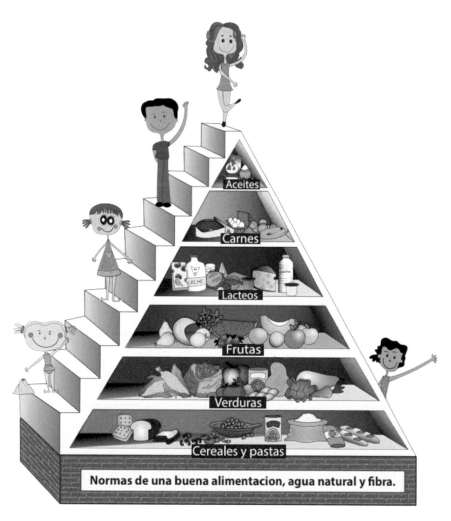

PIRÁMIDE DE ALIMENTACIÓN COUBERTIN
PARA NIÑOS DE 6 A 11 AÑOS

CAPÍTULO VI

EL PLAN DE ALIMENTACIÓN

Lilia Pavlova Martínez

1. El plan de alimentación es uno de los pilares del tratamiento de la diabetes y es la principal causa de descontrol cuando no se lleva adecuadamente, lo cual es muy frecuente cuando se establece la "dieta para diabético", en ésta el paciente tiene que contar las calorías, medir y pesar sus alimentos, y basarse en una serie de menús que no toman en cuenta sus gustos, hábitos y costumbres de alimentación, lo que hace que sea muy difícil de realizarse.

En la actualidad ya no se deben utilizar los conteos calóricos, ni pesarse o medirse los alimentos; ahora lo que se debe hacer es establecer un plan de sana alimentación adecuada al paciente y proyectada hacia su familia. Un paciente con diabetes debe poder comer de todo, y lo único que debe evitar es el consumo de azúcares refinados y de alimentos preparados con ellos.

"Sí para vivir he de comer varias veces todos los días. . . lo mejor será que aprenda a comer".

Los alimentos nos dan energía para realizar nuestras actividades diarias y mantenernos sanos, el no comer lo que necesitamos o el comer de más, nos puede enfermar; aprender los conceptos básicos de una sana alimentación le beneficiara a usted y a su familia por toda la vida, empiece por saber qué contienen y cómo se clasifican los alimentos.

1.1 Los alimentos contienen cinco nutrientes y dos elementos esenciales.

- ✓ Carbohidratos
- ✓ Proteínas
- ✓ Grasas
- ✓ vitaminas
- ✓ Minerales
- ✓ Elementos esenciales: Agua y Fibra

1.2 Los alimentos se clasifican en seis grupos.

- ✓ Frutas
- ✓ Verduras
- ✓ Semillas o granos
- ✓ Lácteos y derivados
- ✓ Carnes y sustitutos
- ✓ Grasas

1.3 Las características de una alimentación sana es que sea

- ✓ Completa
- ✓ Balanceada
- ✓ Variada
- ✓ Adecuada
- ✓ Higiénica

Completa: se refiere a que debemos comer de los seis grupos de alimentos todos los días.
Balanceada: Significa que debemos consumir aproximadamente un 55% de carbohidratos, 30% de lípidos y 15% de proteínas y las vitaminas, minerales, agua y fibra que necesite nuestro organismo de acuerdo a nuestra edad y actividades que realizamos.
Variada: Es que no debemos comer siempre lo mismo, esto es, nuestra alimentación modificarse todos los días para que no se vuelva monótona y aburrida.
Adecuada: La alimentación debe ser adecuada a nuestra persona, esto quiere decir que debe establecerse de acuerdo a nuestros gustos, hábitos y costumbres. Así como a la presencia de enfermedades.
Higiénica: Los alimentos deben ser preparados y consumidos con higiene para evitar que nos enfermemos con bacterias, toxinas y otros contaminantes que pudieran contener.

La cantidad de alimentos que se debe consumir es diferente para cada persona porque depende de la edad, peso, estatura y grado de actividad física; mientras más energía gaste un individuo, más energía debe consumir. Recuerde que esa energía la obtenemos de los alimentos, por ello es importante comer bien para sentirnos bien durante todo el día.

1.2 ¿Por qué ya no deben usarse las dietas con conteo de calorías?

Antes la alimentación se establecía en calorías y al paciente le daban una hoja con el conteo. Por ejemplo, para una dieta de 1800 calorías, la persona tenía que pesar y medir, así como aprender el número de calorías por gramo o por mililitro de un gran número de alimentos, por lo que incluso, le daban también una tabla de equivalentes. En general esto resultaba muy complicado para el paciente, quien terminaba abandonando la dieta. Por eso ya no se deben usar, además porque las necesidades de calorías dependen del gasto de energía que realiza cada ser humano, esto incluso puede variar de un día a otro.

Lo anterior significa que, si usted de lunes a viernes está el mayor tiempo del día sentado por el trabajo, y los fines de semana está más activo, necesitara más calorías en esos días. De la misma forma, si usted va a clases de baile tres días a la semana, también su gasto calórico será diferente; si el clima es frío, usted gastara más calorías que si es templado; las mujeres deben considerar que, dependiendo de la etapa de su periodo menstrual, tendrán diferente gasto calórico. Si viaja, hace deporte, duerme más, etc. su gasto calórico variará, de tal suerte que un día puede necesitar 2300 calorías, otro día 1800 y al siguiente 2100.

Para facilitarle el aprender a comer sanamente y favorecer el control de su diabetes, presión, colesterol, triglicéridos y ácido úrico, tenemos para usted las "bases para una sana alimentación", que se complementan con recomendaciones y ejemplos que puede revisar en las siguientes páginas.

Clínica de Diabetes, Nutrición y Endocrinología

Dr. Mario Eduardo Martínez Sánchez

Endocrinólogo y Nutriólogo

Diabetes, Obesidad, Tiroides, Hipertensión y enfermedades endocrinas

U.R.S.E   H.E.C.M.R.   U.N.A.M.   I.P.N.

Cedula Profesional: 1298689

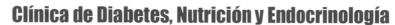

BASES PARA UNA SANA ALIMENTACIÓN

Actualmente aprender a comer sanamente es muy fácil, para ello dividimos los alimentos en cuatro grupos de acuerdo a si usted los puede consumir en forma: Libre, Moderada, Personalizada o Limitada.

ALIMENTOS DE CONSUMO LIBRE

Los llamamos así porque los puede comer con toda libertad y diariamente, ya que son fáciles de digerir y contienen muchos nutrientes; fibra, vitaminas y minerales, además de que no le elevan azúcar, presión, triglicéridos, colesterol ni ácido úrico.

Líquidos: (sin azúcar) Agua natural, de limón, de Jamaica, de tamarindo, de pepino, leche light o semidescremada, yogurt light sin fruta, avena natural, te de manzanilla, de hierba buena, te limón. Caldo de pollo, de pescado, de res, de frijol.

Verduras: Lechuga, tomate rojo, tomate verde (miltomate) aguacate, pepino, ejotes, ajo, cebolla, espinacas, acelgas, calabacitas, verdolagas, champiñones, guías, col, esparrágalos, coliflor, nopales, etc.

Carnes: pescado, pollo, pavo (sin piel).

Varios: Requesón, clara de huevo, productos de soya; chorizo carne etc. Nueces almendras, pistaches, cacahuates asados.

Cualquier guisado que contenga estos alimentos y que se prepare con poco aceite o sin él.

ALIMENTOS DE CONSUMO MODERADO

Como su nombre lo dice los debe comer de forma moderada ya que son difíciles de digerir, contienen muchas grasas, son irritantes, contienen conservadores o son menos saludables y al comerse en exceso pueden elevar Colesterol, Triglicéridos, Acido úrico y Presión arterial. Estos alimentos son:

Líquidos: Leche entera, café normal o descafeinado, agua mineral, refrescos light (sin calorías).

Verduras: Zanahoria, papa, betabel y chayote.

Carnes: Carne de res, cerdo, borrego y chivo, jamón y salchicha de pavo.

Varios: Huevos, aceite de oliva, girasol, maíz o soya. Mariscos como: pulpo, camarones, ostiones, caracoles, calamares, etc. Productos light sin calorías y sin harinas como: dulces, chicles y chocolates. Endulzantes no calóricos; splenda, canderel, stevia.

Recuerde que estas son solamente las bases para una sana alimentación y le servirán para construir la suya ya que cada persona es diferente en sus necesidades, gustos y hábitos.

Las Rosas 412-A, interior 8. Colonia Reforma. Tel. 951-688-5218 email: diabetologo@hotmail.com

Estas recomendaciones de alimentación se elaboraron tomando en cuenta las recomendaciones internacionales 2023 y las del Libro Realidad de la Diabetes 2021. Editorial Palibrio. USA. Dr. Mario Eduardo Martínez Sánchez. © Derechos Reservados

BASES PARA UNA SANA ALIMENTACION 1

Clínica de Diabetes, Nutrición y Endocrinología

Dr. Mario Eduardo Martínez Sánchez
Endocrinólogo y Nutriólogo
Diabetes, Obesidad, Tiroides, Hipertensión y enfermedades endocrinas
U.R.S.E   H.E.C.M.R.   U.N.A.M.   I.P.N.
Cedula Profesional: 1298689

ALIMENTOS DE CONSUMO PERSONALIZADO

Los llamamos así porque contienen muchas calorías y su consumo debe ser equilibrado con nuestras necesidades de calorías. Así si un día gastamos más calorías porque hacemos más ejercicio es recomendable comer más de los que necesitamos puede descontrolar su diabetes.

Líquidos: agua de frutas, melón, sandía, papaya, guayaba etc. Yogurt de frutas, atole de maíz.
Verduras: papa, camote, betabel.
Harinas y pastas: pan blanco, integral o tostado, tortilla de maíz o de trigo, sopas de pasta, alimentos preparados con harinas, maíz o trigo.
Frutas: plátano, melón, sandía, guayaba, papaya, manzana, pera, fresa, naranja, etc.
Varios: arroz, frijol, chícharo, garbanzo, lenteja. Productos light que contienen harinas como galletas, hot cakes o que contienen fruta como la mermelada light.

El número de raciones que puede comer de este grupo de alimentos fluctúa entre 3 y 7 raciones al día, el número exacto se le determina en su consulta de acuerdo con su edad, niveles de glucosa, actividades, enfermedades agregadas y/ complicaciones. Tomando en cuenta sus gustos y hábitos de alimentación.

En este grupo de alimentos una ración es aproximadamente igual a: 2 tortillas chicas, una tortilla mediana, 2 rebanadas de pan de caja; blanco, integral o tostado, un bolillo chico, medio bolillo mediano, una fruta mediana, un plato chico de frutas, una papa mediana, un plato chico de arroz, de lentejas, de sopa de pasta, de frijoles, una taza de atole de maíz, el agua que se prepare con una ración e fruta, un hotdog, media hamburguesa mediana, una rebanada mediana de pizza.

ALIMENTOS DE CONSUMO LIMITADO

Son aquellos que tienen poco o nulo valor nutricional o que contienen azucares o grasas en exceso, por lo que deben evitarse o consumirse en forma limitada ocasionalmente, estos son:

Azúcar y productos elaborados con ella como: dulces, chicles, chocolate, pastel, helado, miel, panela y piloncillo. Chorizo, queso de puerco, vísceras, sesos, jugos de frutas, zanahoria y betabel, pescado salado, alimentos muy condimentados, picosos o grasosos, embutidos de res o de cerdo, aceite de coco y manteca de cerdo.

SUGERENCIAS: Elabore su propio menú pasando los alimentos que no le gusten o que le hagan daño al grupo de limitados, escriba su propia lista de libres, moderados, personalizados y limitados anotando los nombres específicos de los platillos que acostumbran en su casa, por ejemplo: chiles rellenos y salsa de chicharrón en moderados, caldo de guías y pechugas de pollo gratinadas con queso panela en libres, de esta manera su alimentación siempre será de su agrado.

Las Rosas 412-A, interior 8. Colonia Reforma. Tel. 951-688-5218 email: diabetologo@hotmail.com
Estas recomendaciones de alimentación se elaboraron tomando en cuenta las recomendaciones internacionales 2023 y las del Libro Realidad de la Diabetes 2021. Editorial Palibrio. USA.   Dr. Mario Eduardo Martínez Sánchez. © Derechos Reservados

BASE PARA UNA SANA ALIMENTACION 2

1.3 ¿Por qué puedo comer lo que quiera de los alimentos libres?

Los alimentos libres los podemos comer con libertad sin que perjudiquen la salud, porque en general contienen menos calorías, son ricos en fibra, vitaminas o minerales y son fáciles de digerir. Si usted o alguno de sus familiares quiere comer mucha lechuga todos los días, no se preocupe, esto no provocará que le suba el azúcar o el colesterol; por comer lechuga no subirá de peso o le aumentará la presión; así también, si quiere tomar mucha agua natural o comer filete de pescado o pechuga de pollo varias veces a la semana, tampoco le subirá el azúcar, ni la presión o el colesterol. Es así que, una persona con diabetes puede comer dentro de lo razonable, la cantidad que guste de los alimentos libres.

1.4 ¿Qué pasa si como alimentos moderados en exceso?

Los alimentos moderados son aquellos que si los comemos en exceso pueden perjudicar nuestra salud porque en general tienen un contenido más alto en grasas, son más difíciles de digerir o nos pueden elevar la presión, el ácido úrico, entre otras cosas. Si una persona consume carnes rojas, todos los días en abundancia, con el tiempo puede aumentarle el ácido úrico, la presión arterial y el colesterol. También, si una persona consume aceites en exceso o alimentos fritos, le puede subir el colesterol, o si come cosas muy condimentadas o picosas, se puede elevar la presión arterial y además desarrollar gastritis o colitis.

1.5 ¿La carne de cerdo hace daño a las personas con diabetes?

Antes, se prohibía a los pacientes con diabetes comer carne de cerdo, en la actualidad no es así, usted puede comer carne de cerdo y de res, chivo o borrego dos o tres veces a la semana, solo consúmalas en poca cantidad. En algunos casos, si el paciente tiene problemas con el ácido úrico, colesterol, hipertensión o daño en los riñones, su médico le puede restringir el consumo de las carnes rojas por estos problemas agregados, mas no por la diabetes en sí. Tampoco tiene que comer todo asado o hervido; si usted come guisados que requieren aceites en su preparación, solo consúmalos en poca cantidad. Hay que recordar que estamos hablando de un plan de alimentación en forma general el cual se debe adecuar a cada persona, por ejemplo, si usted ya tiene problemas con el ácido úrico, lo ideal es evitar el consumo de carnes rojas o consumirlas solo una vez a la semana.

1.6 ¿Los alimentos de consumo personalizado pueden descontrolar mi diabetes?

Los alimentos de consumo personalizado son los que tienen más carbohidratos o azúcares y que, por lo tanto, se deben comer de acuerdo a las necesidades de calorías que tiene cada persona. En este grupo están: Harinas, pastas, frutas y algunas semillas como el arroz, frijoles y lentejas. En el caso de que usted consuma más tortillas de las que requiere su organismo, esto le puede producir un aumento de la glucosa y de los triglicéridos, además de que se favorecerá el aumento de peso. Las cantidades se van determinando en forma personal de una manera simple. Por ejemplo: Si usted come cuatro tortillas al día y con eso se mantiene el control de su diabetes, esa es la cantidad recomendable que debe consumir.

En general el plan se establece tomando en cuenta las bases de una alimentación normal. Lo recomendable es que una persona consuma dos tortillas chicas en el desayuno y cuatro en la comida, pero si realiza una actividad física intensa, probablemente requiera más tortillas, pero si es sedentario, tal vez deba ser menos. Ponga atención en lo siguiente: una persona que tiene un trabajo muy pesado como la albañilería, probablemente necesite comerse cuatro tortillas en el desayuno y seis en la comida, y una persona que tiene un trabajo de oficina, tal vez solo debe comer una tortilla en el desayuno y dos en la comida, tendría que precisarse que otra actividad tiene el oficinista.

1.6.1 Una alimentación a su gusto y al de su familia

Además de que ya no tiene que contar las calorías, ni pesar los alimentos, usted puede escoger lo que le guste y prohibirse lo que no le guste, esto quiere decir que, si no le gusta el brócoli, no lo debe comer y anótelo en su lista de alimentos evitables; si le encanta comer lechuga, anote en su plan de alimentación: "Comer lechuga en forma generosa todos los días". De esta manera la alimentación que se establece es su gusto. Y si un día prueba el brócoli y le agrada, lo quita de prohibido y lo empieza a comer en la cantidad que prefiera; su plan de alimentación es dinámico y le permite ir agregando o quitando alimentos.

En relación a lo anterior, recuerdo una anécdota curiosa que quiero compartirle. Un día le establecí su plan de alimentación a un paciente que me había mandado un médico para que le ajustara su tratamiento, dentro de lo que no le gustaba le prohibí la lechuga, brócoli y cebolla. Dos meses después, el mismo médico me vuelve a enviar a otro paciente y me anota en la receta, que para adelantar ya le había prohibido al paciente la lechuga, brócoli y cebolla; naturalmente me comunique con el de inmediato para explicarle que la alimentación de cada persona es diferente y que se debe establecer de acuerdo a sus gustos y costumbres. En la diabetes, ya no deben existir los alimentos prohibidos, le explique, con excepción de los azúcares refinados y los alimentos que no le gustan al paciente.

Para facilitar el entendimiento de este plan de alimentación, usted puede empezar por ejemplo por comerse cinco raciones de este grupo al día, dos raciones en el desayuno, dos en la comida y uno en la cena. Observe lo siguiente:

- **Desayuno**

De libre y moderado: Huevos con jamón, café con leche ensalada de lechuga con tomate y aguacate.

De personalizado: dos tortillas chicas y un plato chico de frutas (dos raciones).

- **Comida**

De libre y moderado: Caldo de pollo, pechugas gratinadas con queso y agua de Jamaica endulzada con sustitutos del azúcar.

De personalizado: cuatro tortillas chicas (dos raciones).

- **Cena**

De libre y moderado: Café con leche, queso asado con ensalada de lechuga y tomate.

Personalizado: Dos rebanadas de pan tostado (una ración).

Recuerde que usted puede consumir alimentos entre comidas a modo de colaciones, de preferencia alimentos del grupo de libre o de moderado y en caso necesario del grupo de racionados. El ejemplo anterior es un plan de alimentación con cinco raciones al día del grupo de alimentos personalizados, si en su monitoreo glucémico con estas raciones se tiene controlada la diabetes, entonces deben seguirse consumiendo cinco raciones al día.

1.6.2 Cuando hago ejercicio ¿debo comer lo mismo?

En el caso de que usted tenga clases de baile los lunes miércoles y viernes, la clase dure una hora, lo más aconsejable, es que aumente una ración al día por cada media hora efectiva de ejercicio. Si los sábados y domingos sale a caminar más tiempo del que acostumbra entre semana, también puede aumentar una ración al día, de esta manera su esquema de raciones puede quedar de la siguiente forma:

- ✓ Lunes, miércoles y viernes: Siete raciones al día.
- ✓ Martes y jueves: Cinco raciones al día.
- ✓ Sábados y domingos: Seis raciones al día.

1.6.3 Aprender a reconocer cuando un alimento sube el azúcar.

Usted puede comprobar el efecto de los alimentos en el momento que quiera, por ejemplo, si le dijeron que la fruta es un alimento que no le perjudica, compruébelo. Chéquese el azúcar en ayunas, luego desayune un vaso grande de jugo de papaya, un platón de fruta con granola y miel, chéquese su azúcar 30 minutos y una hora después de haber terminado de desayunar, lo más probable es que su azúcar se haya elevado por la ingesta de las frutas. Recuerde que esto lo puede hacer con cualquier alimento, resuelva sus dudas; quiere saber si las costillas de cerdo en salsa le suben el azúcar, cómalas y chéquese el azúcar antes y dos horas después de comerlas, si nota que le sube el azúcar con este alimento, trate de evitarlo y si observa que no le sube, disfrute su comida.

1.6.4 Qué mas debo saber para llevar una sana alimentación.

Lo normal para un adulto es que realice tres comidas al día, aunque en algunas edades o situaciones especiales debe comerse con más frecuencia. Por ejemplo, los niños, los deportistas y mujeres embarazadas, deben comer cuatro o cinco veces al día porque su gasto de energía es más elevado. Las verduras son una rica fuente de fibra, minerales y vitaminas, también tienen glucosa, aunque en mínima cantidad, son alimentos muy benéficos para su salud, por ello los debe comer todos los días, incluyendo un poco en el almuerzo y una buena cantidad en la comida. Es mejor comer la fruta completa y no en jugo, de esta manera las frutas nos dan vitaminas, minerales, fibra y fructosa. "La fruta se come no se bebe".

La leche es un excelente alimento con un alto valor nutricional, consúmala diariamente de preferencia light o semidescremada, si le hace daño, pruebe con la leche deslactosada y si no le gusta, consuma algún derivado como el yogurt natural o sustitúyala por leche de soya. De los derivados de la leche la crema y la mantequilla concentran las grasas, evítelas o consúmalas solo ocasionalmente y en cantidad mínima. El queso es buen estimulante de la digestión y facilita la asimilación de grasas y carbohidratos, recuerde consumir queso fresco y no salado. Los quesos añejos y salados pueden aumentarle su presión arterial, evítelos o cómalos ocasionalmente.

Las carnes blancas como el pollo, pavo y pescado, en general tienen proteínas de alta calidad y pocas grasas, son fáciles de masticar y digerir. Se recomienda comerlas cuatro o cinco veces a la semana de preferencia acompañadas con vegetales. Las carnes rojas, cerdo, res, chivo y borrego, en general tienen más grasas y son más difíciles de digerir, consúmalas solo una o dos veces a la semana, recuerde que esto puede ser diferente en algunas personas, incluso hay quienes no comen carne, pero deben sustituirla por ejemplo con productos elaborados con soya.

Las grasas son nutrientes muy importantes en nuestra alimentación, ya que son la principal forma en que nuestro cuerpo almacena la energía. Por eso debemos consumirlas, pero siempre cuidándonos para no excedernos, ya que pueden producir enfermedades en el corazón y las arterias, por eso trate de comer alimentos que tengan poca grasa, prefiera la carne sin "gordito" y recuerde que es mejor comer alimentos asados que fritos. Un buen hábito de alimentación es usar aceite de oliva en ensaladas de vegetales como condimento, así como consumir pescado, el cual contiene aceites omega, todo esto es benéfico para su salud. Trate de utilizar aceites vegetales como de oliva, soya, maíz y girasol.

1.6.5 ¿Los alimentos chatarra perjudican a las personas dulces?

Los alimentos que tienen muy poco o ningún valor nutritivo y que pueden tener un alto valor calórico, los llamamos alimentos chatarra y se recomienda evitarlos, ya que su consumo en exceso puede provocar daños a la salud. Por ejemplo, los refrescos azucarados tienen un escaso valor nutritivo, pues solo contienen exceso de azúcar, además la mayoría de ellos están "gasificados" lo que puede provocar trastornos gastrointestinales. Los refrescos son una causa frecuente de descontrol de la diabetes, por eso *evítelos*. Otro alimento chatarra son las frituras, las cuales están hechas a base de harinas, estas son freídas en aceites, el exceso de calorías que proporcionan a través de las grasas que contienen y el alto nivel de colesterol en ellas pueden dañar su salud, mejor **no las consuma**.

Seguramente ha escuchado que, a las hamburguesas, hot dogs y pizzas los llaman alimentos chatarra, en realidad si las comiera ocasionalmente y en poca cantidad, no perjudicarían su salud, el problema es que habitualmente cuando las personas consumen estos alimentos los acompañan de papas fritas y de refrescos azucarados, por lo que la combinación hace que se le considere una comida chatarra. El aumento en el consumo de estas combinaciones ha provocado que exista más obesidad, diabetes y enfermedades del corazón en las personas. Lo que se recomienda es que se sustituyan las papas fritas y el refresco por ensalada de verduras y agua natural u otra bebida no azucarada. Para terminar el Capítulo de Alimentación, lea y siga lo siguiente:

2. 20 consejos para una sana alimentación.

a. La alimentación es un acto familiar y social que realizamos todos los días de nuestra vida, aprender a comer y a disfrutar estos momentos nos da gran parte de la felicidad y la salud que queremos para nosotros y nuestra familia. Establecer un plan de alimentación sano es un proceso que se realiza en forma paulatina y que debe involucrar a toda la familia.

b. Consuma agua natural e incluya verduras en forma generosa por lo menos dos veces al día.

c. Coma pescado por lo menos dos veces a la semana (si, es más, mejor).

d. Elija preferentemente alimentos integrales ya que contienen más fibra. Si no le agrada el sabor no los consuma y busque otra fuente de fibra, como por ejemplo las verduras.

e. Incluya todos los días granos o semillas: arroz, fríjol, lentejas, maíz, nueces, cacahuates, pistaches, entre otros.

f. Mastique bien los alimentos, coma sin prisas, disfrute y saboréelos.

g. Conviva durante las comidas, comentando situaciones o eventos agradables de su trabajo o familia.

h. Coma lo suficiente, hasta quedar satisfecho, no lleno.

i. Por lo menos un día a la semana, no consuma carnes.

j. Después de cada alimento, realice alguna actividad ligera por cinco o diez minutos para facilitar su digestión.

k. La cena debe ser ligera, y no debe acostarse a dormir inmediatamente.

l. Evite los refrescos embotellados y bebidas gasificadas, su alto contenido de azúcares interfiere negativamente con la nutrición y descontrola la diabetes, la gasificación produce gastritis, colitis y otras alteraciones a largo plazo.

m. Los alimentos chatarra no se prohíben, solo deben consumirse ocasionalmente y en mínima cantidad.

n. Evite alimentos fritos y guisados muy grasosos, condimentados o picosos.

o. No agregue azúcar a los alimentos, ni a las aguas de frutas, y si utiliza endulzantes no calóricos hágalo en mínima cantidad; puede usarlos en lo que se acostumbra a consumirlos en su forma natural, con el paso del tiempo disfrutara el sabor de las cosas sin azúcar.

p. Seleccione las partes del pollo o el pavo con menor cantidad de grasa y no consuma la piel.

q. Es mejor que no la vea televisión mientras come, podría comer de más sin darse cuenta, además esta distracción interfiere en la relación familiar.

r. Evite en lo posible los alimentos enlatados y las comidas "rápidas".

s. Trate de mantener un mismo horario para las comidas, comer tres veces al día y de ser posible comer en familia. Recuerde que lo normal para un adulto, es que realice tres comidas, aunque en algunas edades o situaciones especiales debe comerse con más frecuencia. Por ejemplo, los niños, los deportistas y las mujeres embarazadas deben comer 4 o 5 veces al día porque su gasto de energía es más elevado.

t. Si todos los días de su vida debe comer, aprenda a llevar una sana alimentación y disfrute el placer de la misma.

CAPÍTULO VII

LA ACTIVIDAD FÍSICA Y EL ESTILO DE VIDA

Lilia Pavlova Martínez S.

La importancia del ejercicio

1. Hacer ejercicio, un hábito de vida y de calidad de vida.

Mas de la mitad de las personas de todo el mundo no realizan ejercicio, La pregunta es ¿de qué parte le gustaría estar? De los que no hacen ejercicio, o de los que sí, y por ende, llevan una vida más saludable, previniendo múltiples enfermedades y prolongando su vida. Es importante recordar que no es fácil iniciar y formar un hábito, más cuando ya se es adulto, por ello queremos ayudarle con este manual para guiarlo a poder hacer del ejercicio "un hábito de vida".

1.1 El ejercicio

El ejercicio es uno de los puntos cardinales más importantes en el tratamiento de la diabetes. Se ha demostrado que aproximadamente el 80% de las personas que están iniciando con diabetes se podrían controlar sin medicamentos si llevaran una buena alimentación y un programa adecuado de ejercicio, y aquellos que están tomando medicamentos podrían requerir menos e incluso, llegar a suspenderlos. El aprender a hacer ejercicio puede permitirle alcanzar un excelente control y evitar complicaciones, Continúe leyendo y siga las indicaciones para que el ejercicio sea adecuado y benéfico en su vida.

1.1.2 Realiza ejercicio para descansar, no para cansarte

Efectivamente, un buen ejercicio es aquél que tonifica, estimula la circulación y hace más efectiva la función del corazón; un ejercicio que agota y hace sentir mal, perjudica en vez de ayudar; realizar ejercicio debe ser algo para disfrutar, descansar, relajarnos y liberarnos del estrés. Si haces ejercicio adecuadamente mejorara el control de su diabetes. Cuando un paciente va al médico y este le indica que "tiene que hacer ejercicio" el primer error es sentirse obligado. Más bien debes aprender que función tiene el ejercicio en tu cuerpo y que beneficios obtendrás al practicarlo.

Cuando se realiza ejercicio, el corazón empieza a latir con más fuerza y rapidez enviando la sangre con más efectividad a todos los órganos. Hay que recordar que a través de la sangre se transporta el oxígeno y los nutrientes que necesitan las células para funcionar correctamente, así, cuando se hace ejercicio, el oxígeno y los nutrientes llegan con mayor efectividad y en mayor cantidad a las células.

"Las personas que practican deporte son las que menos se enferman y son las que viven más tiempo y en mejores condiciones de salud".

Claro que se puede mejorar el control de la diabetes a través del ejercicio, muchos pacientes disminuyen o dejan de tomar medicamentos gracias al efecto del ejercicio, además de que pueden proyectar el beneficio hacia sus familiares. Para ello es necesario hacer lo siguiente:

- ✓ **S**eleccionar y planear el tipo de ejercicio o deporte que se quiera y pueda realizar.
- ✓ **A**dquiere los elementos que necesitaras, equipo o accesorios para realizar el deporte.
- ✓ **N**o se exponga, la seguridad es muy importante, hay que tomar precauciones y las indicaciones que se dan en este libro.
- ✓ **A**cudir a valoración médica antes de iniciar el programa de ejercicio.
- ✓ **R**ealizar ejercicio de acuerdo con su planeación diaria y capacidad física.
- ✓ **S**iga un orden y lleve anotaciones de los ejercicios, incrementándolos paulatinamente.
- ✓ **E**valúe tus resultados periódicamente y motívese con ellos.

"Recuerde que se inicia de a poco, y gradualmente su cuerpo le ira dando indicativos de los beneficios de ser constante".

1.1.3 Selección y Planeación de ejercicio.

Compare el ejercicio con el de un gran viaje que va a realizar, seleccione un deporte que le agrade; planeé cuando empezara, en dónde, con quién o con quiénes, qué días, en qué horario y luego, disfrute de su planeación. Recuerde que al igual que en un viaje, debe planear acuerde a sus posibilidades, tiene que empezar por lo que pueda y esté dispuesto a realizar. Para un viaje, una persona puede querer viajar por todo el mundo y conocer veinte países, y lo puede planear, pero si no tiene la posibilidad de hacerlo de nada le servirá; lo mejor será primero realizar un viaje corto y a un lugar cercano.

Al prepararse para hacer ejercicio, piense en qué puedee hacer, por ejemplo, si es una persona muy ocupada, y solo puede hacer ejercicio tres veces a la semana y solo por 30 minutos, hagalo, no importa que solo sean tres días, cuando vaya descubriendo los beneficios encontrara la forma y el tiempo para hacer más y con mayor gusto.

1.1.4 Un ejemplo de planeación.

Iniciaré con mi plan de ejercicio a partir de la próxima semana, los lunes, miércoles y viernes de 6:30 a 7:00 de la tarde y los sábados de 8:00 a 8:30 de la mañana. Los lunes, miércoles y viernes, utilizaré la bicicleta estacionaria que tengo en mi casa durante veinte minutos y los sábados saldré a caminar al parque. Por el momento no puedo ir martes y jueves porque salgo muy tarde del trabajo y tampoco los domingos, porque voy a casa de mis padres con mi familia.

1.1.4   Adquiera o reúna los implementos para realizar ejercicio.

Si planeas viajar a la playa, tal vez tengas que comprarte un traje de baño, sandalias, toalla y un protector solar. También para el ejercicio debes adquirir ropa y calzado adecuados, los cuales probablemente ya tienes, de no ser así recuerda que el tenis debe ser cómodo, no apretado y de suela blanda; la ropa debe ser amplia y cómoda, si decides caminar o trotar necesitarás pants, tenis y gorra, es todo lo que necesitas para empezar.

1.1.5   No te expongas

El ejercicio debe realizarse con seguridad para lo cual se establece la toma del pulso y el cálculo de la frecuencia aeróbica. Es importante que la glucosa este bien controlada, si hay descontrol de la glucosa (más de 140 en ayunas y/o más de 180 después de los alimentos) empiece por mejorar su control con ayuda médica, y lo que aprenda en este libro en los capítulos relacionados con el control de la diabetes.

1.1.1   Acude a valoración médica.

Lo más adecuado es estar bajo control médico, y que sus exámenes de laboratorio estén en parámetros normales; si hay algún problema se debe corregir antes de iniciar la actividad física. También existen otras enfermedades agregadas como: hipertensión, colesterol o triglicéridos altos, deben estar controladas y por seguridad inicie el ejercicio con un esfuerzo del 50 al 60% tomando en cuenta la Frecuencia Aeróbica Máxima (FAM) para empezar a establecer el hábito del ejercicio paulatinamente.

1.1.2   Anotaciones y orden para hacer ejercicio.

En ese viaje a la playa, seguramente hay que llevar cámara o videocámara para guardar los momentos más memorables del viaje. De forma similar, en el ejercicio, esos momentos es necesario anotarlos en una libreta, eso permitirá identificar como esta su capacidad física al inicio y comprobará como va mejorando; esto servirá de motivación para seguir adelante. Busque una libreta durable, de preferencia sin arillos para que no se desprendan las hojas con el tiempo. Utilice vestimenta adecuada, tómese su tiempo, no importa que sean veinte minutos o una hora, disfrútalo. El ejercicio nos libera del estrés cuando se realiza adecuadamente y recuerda que el estrés es una de las causas de que aumente la glucosa en sangre.

✓ **Un ejemplo para sus anotaciones**

- Lunes 5 de febrero: 6:30 pm bicicleta, cinco minutos de calentamiento y 20 de bicicleta, me sentí bien, no me canse, mi pulso estuvo entre 110 y 130.
- Miércoles 7 de febrero: 6:30 pm igual, hoy realice 30 minutos de bicicleta, me sentí mejor que el lunes pues a pesar de que hice más ejercicio me canse menos. mi pulso estuvo entre 100 y 120.
- Viernes 9 de febrero: No pude hacer ejercicio porque tuve trabajo extra en la oficina y llegué muy tarde a mi casa.
- Domingo 11 de febrero: 8:00 am. No tenía planeado el ejercicio, pero mi hijo tuvo partido de futbol, fui con él y aproveché para trotar, le di cinco vueltas al campo en 24 minutos. Mi pulso estuvo entre 120 y 135, la otra semana volveré a ir con él.

REGISTRO SEMANAL DE EJERCICIO

FECHA	HORA	TIPO DE EJERCICIO	TIEMPO DE EJERCICIO	DISTANCIA, RUTINA, ETC.	OBSERVACIONES
Domingo					
Lunes					
Martes					
Miércoles					
Jueves					
Viernes					
Sábado					
OBJETIVO PLANEADO: 30 MINUTOS DIARIOS			OBJETIVO REALIZADO:		

REGISTRO SEMANAL DE EJERCICICO

1.1.8 Evaluación de resultados periódicamente y motivación.

Recuerde que el beneficio del ejercicio se siente después de varias semanas e incluso meses de estarlo realizando, pero siempre valoraras el realizarlo. Evalúa sus resultados, para ello, al inicio realiza un recorrido en una distancia determinada o una rutina específica y anota el tiempo, tu pulso y tu nivel de esfuerzo, repite el mismo recorrido o rutina cada mes, para identificar con certeza que tanto mejora tu capacidad física.

Cuando realizas ejercicio con regularidad y efectividad tu cerebro liberar unas sustancias llamadas endorfinas y encefalinas, las cuales mejoran el tono de las arterias y el corazón; el ejercicio genera un mejor estado de ánimo, además este incremento en la circulación a nivel cerebral, estimulara tus capacidades de razonamiento y análisis, te sorprenderá cuando durante el ejercicio te surjan ideas y tu mente trabaje más eficazmente, muchas personas encuentran la solución a sus problemas durante la práctica del ejercicio.

Bien, empiece hoy mismo, no espere más. Hoy es del día de levantarse con ánimo, acompañese de algún ser querido y empiece a beneficiar a alguien más (hijos, esposa, esposo, hermano, hermana, amigos, etc.) a quienes les evitaras el desarrollo de la diabetes. La caminata es uno de los ejercicios que mayores beneficios otorga a las personas dulces, pero si es posible hazlo con compañía. Si vas con su pareja será un momento adecuado para platicar para conocerse más, para disfrutar de una actividad compartida.

2. Recomendaciones para realizar ejercicio.

Mientras realizas ejercicio tu corazón empieza a latir con más rapidez y enviar la sangre con más fuerza a todos tus órganos, de esta manera mejora tu circulación y el funcionamiento de todo tu cuerpo, pero hay que hacerlo en forma adecuada ya que el exceso también puede ser perjudicial. Una forma de identificar tu nivel de esfuerzo es tomarte el pulso.

2.1 La importancia de tomarme el pulso.

El pulso nos dice con qué frecuencia está latiendo el corazón, lo cual se llama Frecuencia Cardiaca (FC), en reposo corazón late más despacio y se le denomina FC en reposo (FCR), cuando se hace ejercicio adecuadamente el corazón empieza a latir con más rapidez y a ello se le llama FC Aeróbica (FCA). Esta frecuencia es diferente en cada persona, por ello se utilizan algunos procedimientos para saber cuál es la más adecuada. La FC máxima es el mayor número de latidos por minuto que podría llegar a tener el corazón, pero no se recomienda llegar a ella pues puede lesionarse.

- Recuerda los conceptos y abreviaturas:

✓ FC: Frecuencia Cardiaca.
✓ FCR: Frecuencia Cardiaca en Reposo.
✓ FCA: Frecuencia Cardiaca Aeróbica.
✓ FCM: Frecuencia Cardiaca Máxima.

Durante el ejercicio debes mantener la FCA.

2.2 Frecuencia Cardiaca Aeróbica (FCA).

Para conocer la FCA, lo primero que se debe determinar es la FCM, para lo cual se debe restar edad a 220. Ya que se identifica la FCM, hay que considerar que esta es el 100% y que la FCA es el porcentaje de la FCM que se recomienda que se mantenga durante el ejercicio. Por ejemplo: si la edad es de 40 años, se le resta a 220 y la FCM es de 180. y los diferentes porcentajes de 180 son:

50% de 180 = 90   60% de 180 = 108   70% de 180 = 126   80% de 180 = 144

Si nunca se ha realizado ejercicio se inicia con un 50 a 59 % de FCM.
Si se ha realizado deporte antes, pero en forma irregular inicia con un 60 a 69%.
Si se realiza ejercicio regularmente: Mantenga su FCA en un 70 a 79% de FCM.

Las anteriores indicaciones se dan considerando que hay control en la diabetes y otras enfermedades agregadas. En caso de descontrol o de presencia de complicaciones el ejercicio y la FCA deben ser indicados por su médico.

Recuerde que esta guía es de orientación, pero, así como en la alimentación cada persona es diferente, hay personas que a pesar de no haber realizado ejercicio tienen muy buena capacidad física y hay otras que no, por eso estas tablas se utilizan para iniciar el ejercicio con seguridad, y de acuerdo a los resultados se van incrementando los tiempos e intensidades de las actividades físicas seleccionadas.

3. Los diferentes tipos de ejercicio

Al principio puede parecer demasiada información la que se necesita para hacer ejercicio, pero hay que tomar en cuenta que es para que el beneficio perdure y evitar que existan lesiones o surjan complicaciones por la práctica de un deporte. Algo relevante es que existen tres tipos de ejercicios y esto son:

a. Ejercicio recreativo: Es el que realizan para divertirse, sin que tengan un programa que seguir, ni un horario especifico. En general se realiza de forma espontánea y por el gusto de hacerlo.
b. Ejercicio formal: Es el que se realiza varias veces a la semana, con un orden y un programa establecido, con metas y en ocasiones con la asesoría de un profesor (por ejemplo, clases de tenis).
c. Ejercicio competitivo: Es el que se establece con un programa y entrenamiento que tienen como objctivo prepararte como deportista para participar en competencias.

Lo más recomendable es empezar con el ejercicio recreativo y formal al mismo tiempo. Por ejemplo, si hay hijos, jugar con ellos en casa, con pelotas, cuerdas, tapetes de ejercicio o cualquier actividad que requiera de esfuerzo físico, o bien salir con ellos a caminar o a montar bicicleta y al mismo tiempo inscribirte en clases de baile, tenis o natación, individualmente o en pareja.

Es frecuente decir que no tenemos tiempo, que iniciamos nuestras actividades muy temprano y las terminamos muy tarde y que llegamos cansados del trabajo y no podemos hacer ejercicio. Pero se debe considerar que el esfuerzo que realice por hacer actividad física, le beneficiara siempre. Si acostumbra levantarse a las 7:00 am de, comience por levantarse 20 minutos antes y aprovéchelos haciendo ejercicio, o por la noche, 15 o 20 minutos antes de acostarse. Esta es una forma sencilla de iniciar, tal vez al principio no lo hagas todos los días, pero tu empieza a hacerlo y cuando te des cuenta lo estarás haciendo más días y más tiempo. Otra forma, es por ejemplo que seleccione tres a cinco veces por semana un programa de televisión, o una hora de música o de lectura o de audiolibros, y durante la mayor parte de ese tiempo se mantengas haciendo ejercicio.

3.1 Clasificación del ejercicio de acuerdo al impacto

A) De Nulo impacto: Es el ejercicio que no impacta sobre tus articulaciones, como nadar, hacer abdominales, flexiones o extensiones, uso de mancuernillas, bicicleta fija, Remo en gimnasio, etc.

B) De bajo impacto: Es el que tiene un leve impacto sobre tus articulaciones, como por ejemplo caminata, ciclismo, caminata en pendiente hacia abajo, uso de aparatos de gimnasio con esfuerzo leve, etc.

C) De mediano impacto. Hay impacto moderado sobre tus articulaciones, por ejemplo, tenis, trote lento o carrera en plano o en subida, usos de aparatos de gimnasio con esfuerzo moderado, etc.

D) De alto impacto: es aquel que ejerce mucha fuerza sobre tus articulaciones o músculos, o exige movimientos muy bruscos o fuertes, o contacto físico. Futbol, basquetbol, boxeos, carrera en bajada, levantamiento de pesas con mucho peso, uso de apartaos de gimnasio con esfuerzo intenso.

- ✓ Si existen complicaciones en ojos o riñones, lo ideal es seleccionar el ejercicio de nulo impacto. La mayoría de los pacientes pueden realizar ejercicios de bajo y mediano impacto, de acuerdo a sus gustos y posibilidades.,
- ✓ No se recomienda el ejercicio de alto impacto, ya que puede contribuir al desarrollo de complicaciones vasculares o en la mayoría de ellos se pierde el e beneficio del ejercicio aeróbico.
- ✓ Recuerde que, si bien los ejercicios se clasifican desde nulo hasta alto impacto, un ejercicio de leve impacto puede convertirse en alto impacto si se realiza con un esfuerzo superior al recomendado para la condición física.
- ✓ Un ejercicio de alto impacto puede convertirse en uno de mediano impacto se realiza con moderación y con esfuerzo moderado. Por ejemplo, el futbol, si se practica con precaución, evitando el contacto físico y el esfuerzo excesivo, puede convertirse en un ejercicio de mediano impacto.

El tipo de ejercicio que recomiendo más el formal, ya que lleva más orden y posteriormente si se puede uno centrar en el ¡podrías hasta llega a competir!

Para saber más donde realizar deportes y sobre los mismos, de forma práctica, ingresas a Google.com, se selecciona "clases de natación", y aparecerán opciones, ya sea de ese deporte o cualquier otro que sea de su interés. Para las personas que elijan hacer deporte en casa, tenemos más adelante algunas imágenes de como podrían empezar hacer ejercicio. ¡Lo importante es comenzar! El panorama del deporte es muy amplio y hay para todos.

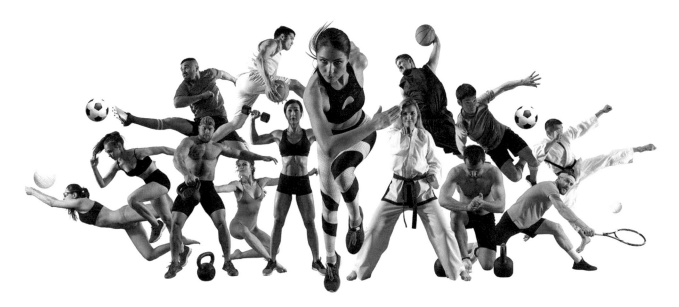

A continuación, una lista de deportes los cuales podrías practicar, el panorama es realmente muy amplio.

Caminata	Bádminton	Baile o Danza
Físico constructivismo	Golf	Patinaje
Ciclismo	Tenis de mesa	Tenis de cancha
Tai Chi	Natación	Tiro con arco
Carrera	Gimnasia Rítmica	Voleibol
Futbol (moderadamente)	Pesas (con poco peso)	Uso de aparatos de Gimnasio

Claramente les pongo solo algunos ejemplos de algunos deportes y ejercicios que se pueden elegir ¡En este manual nuestro propósito es facilitarte la información para que logres tus objetivos!

Algo que me ha enseñado personalmente el deporte a lo largo de los años es que además de mejorar la salud mejora el ámbito social, ya que comienzas a convivir con personas que de la misma manera les gusta el ejercicio y creas nuevos vínculos de amistad. Usted puede tomar la decisión de elegir qué tipo de deporte desea practicar, individual o en equipo; en caso de dudas de dónde encontrar donde practicar el deporte que se elija, las redes sociales nos facilitan esto.

Ejemplo de una bitácora de ejercicio.

Día	Hora	Ejercicio	Tiempo realizado
Lunes	8:00 am	Correr en la cuadra de mi casa 10 vueltas	30 minutos
Martes	8:00 am	Correr en la cuadra de mi casa 10 vueltas	30 minutos
Miércoles	8:00 am	Correr en la cuadra de mi casa 10 vueltas	30 minutos
Jueves	6:00 pm	Futbol con mis amigos	1 hora
Viernes	6:00 pm	Futbol con mis amigos	1 hora
Sábado	9:00 am	Hacer pesas	40 minutos
Domingo	Descanso	-	-

Recuerda que conforme vas avanzado puedes ir incrementando el tiempo de tus actividades.

Tips para comenzar a hacer ejercicio.

- Usa ropa y calzado cómodos. Es importante sentirse a gusto con la ropa para realizar ejercicio, puede ser holgada para facilitar el movimiento. El calzado que debe tener buen sosten y las suelas con material antideslizante para un mejor desempeño de los ejercicios.
- Toma suficiente agua. Este es un punto esencial, hidratarse antes, durante y después del ejercicio, el agua te ayuda a regular la temperatura del cuerpo, lubricara las articulaciones y órganos, mantiene la piel hidratada y elástica.
- Realiza ejercicio gradualmente.
- Al comenzar a hacer ejercicio por primera vez o retomarlo, es importante considerar que debe ser de una forma gradual y no demasiado rápido.
- Tomar en cuenta el dolor muscular. Cuando realizamos ejercicio puede aparecer un dolor muscular leve aproximadamente de 12 a 24 horas después de hacer ejercicio, si te mueves y continuas haciendo ejercicio, el dolor pasa en dos o tres días.

Para hacer más sencillo el camino hacia la disciplina, enseguida verás unas imágenes con especificaciones de ejercicios para realizar en el Gimnasio. Nos interesa que los pacientes vean que realmente llevar una vida saludable y hacer ejercicio no es tan difícil como parece, por ello queremos ayudar a dar los primeros pasos. Recuerda que es muy importante calentar de pies a cabeza y estirar bien para evitar lesiones.

Comencemos en orden de arriba hacia abajo. Una buena opción es que un día trabajemos el tren superior (bíceps, hombros, abdominales y tríceps) y otro día el tren inferior (cuádriceps, isquiotibiales, tibia anterior, gemelos y sóleo).

Podemos iniciar con 10 minutos en elíptica, caminadora o bici para calentar. De todos los ejercicios que presento, recomiendo tres series, de 12 repeticiones. Comencemos con el tren superior.

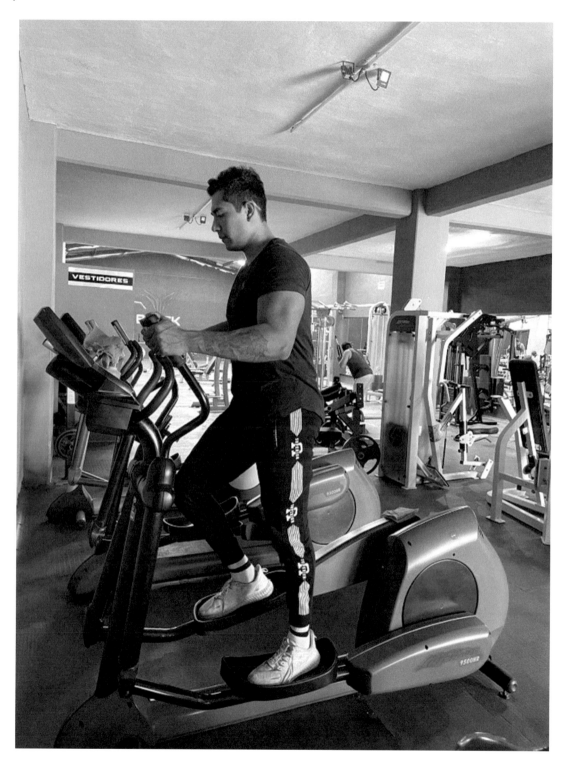

Tomaremos unas mancuernas de acuerdo al peso que podamos aguantar para hacer 12 repeticiones y 4 series con un minuto de descanso entre cada serie. Observa la técnica adecuada como se muestra en la siguiente imagen.

Curl polea baja para bíceps
(recuerde que una serie es de 10 repeticiones, entonces en total serían 40 repeticiones de cada ejercicio)

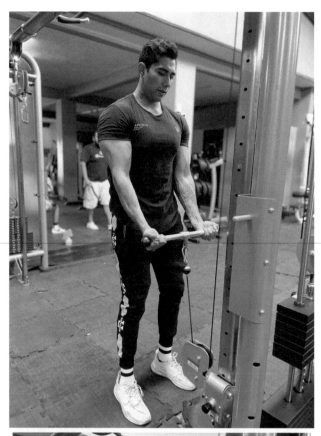

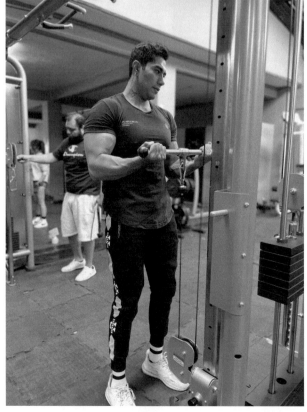

Press militar con mancuerna para hombro. 12 repeticiones / 4 series con descanso de un minuto.

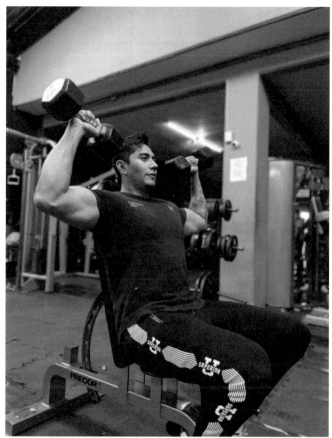

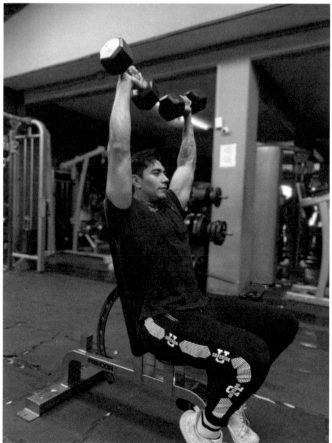

Crunch abdominal para trabajar abdomen. 12 repeticiones, 4 series con descanso de un minuto.

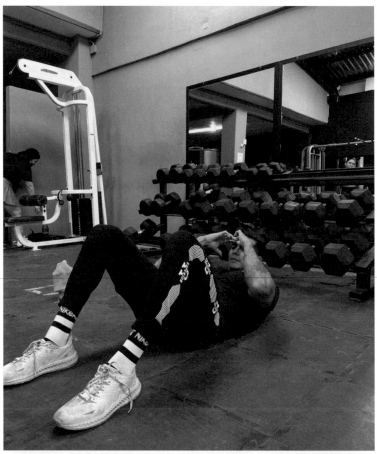

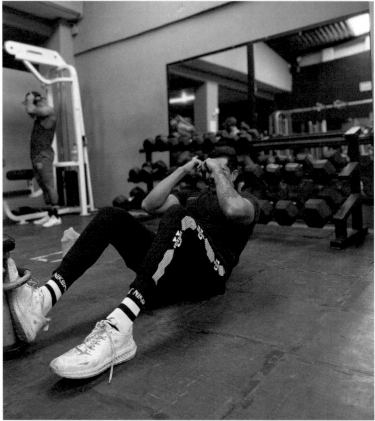

Lagartijas para pecho. 12 repeticiones, 4 series con descanso de un minuto.

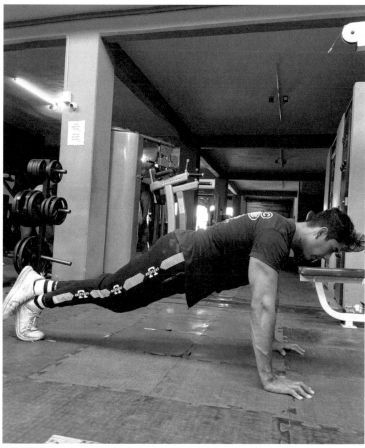

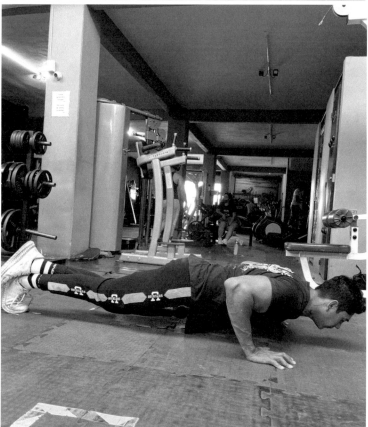

Zancadas o desplantes con mancuerna para piernas.

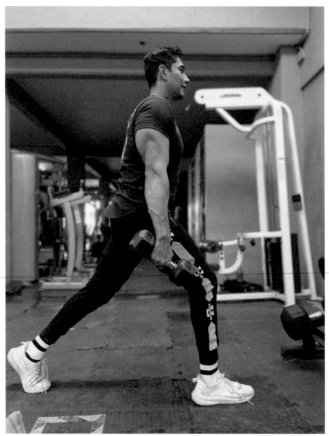

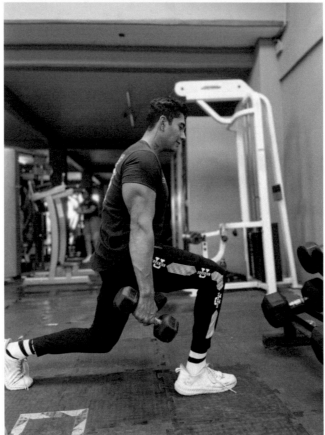

Enfriamiento. Al terminar todos los ejercicios el enfriamiento es una parte fundamental, debido a que esto nos ayudara a evitar lesiones. El enfriamiento debe durar de 5 a 15 minutos y se usan ejercicios de estiramiento para enfriar, mientras la frecuencia cardiaca y respiración se van regularizando a la normalidad.

Asesor: Joshimar Cruz / Licenciado en nutrición y Coaching certificado

CAPÍTULO VIII

MEDICAMENTOS E INSULINA

Mario Eduardo Martínez

1. Los medicamentos para la diabetes y cómo actúan

La prescripción del medicamento y su dosis es responsabilidad exclusiva del médico, no se realice usted ajustes, ni cambie de medicamentos sin indicación médica ya que puede ser peligroso, en esta sección lo importante es que usted sepa cuales existen en el mercado para el tratamiento de la diabetes y cómo actúan, si tiene dudas respecto a porque está usted recibiendo algún medicamento o la dosis, debe consultarlo con su médico.

Existe una gran variedad de medicamentos para el tratamiento de la diabetes, los cuales se clasifican de acuerdo a la manera en que actúan para mejorar el control de la diabetes, y son los siguientes.

A. Los que aumentan la secreción de insulina. actúan sobre las células beta del páncreas estimulando la producción de insulina. Son las sulfonilureas y las glinidas.

Las sulfonilureas son: Glibenclamida y Glimepirida. La Glibenclamida se debe tomar dos o tres veces al día ya que su vida media es corta. Su dosis de inicio recomendada es de 2.5 a 5 mg. al día y su dosis máxima es de 20 mg al día. Viene sola en tabletas de 5 mg., o en dosis de 2.5 y de 5 mg. combinada con metformina.

La Glimepirida tiene una vida media más prolongada, por lo que se puede utilizar una sola vez al día y en algunas ocasiones dos veces, su dosis de inicio es de 1 a 2 mg y su dosis máxima es de 8 mg. Viene sola en tabletas de 2, 3 y 4 mg. o en dosis de 2 y de 4 mg combinada con metformina.

Las Glinidas son: Repaglinida y Nateglinida, tienen la vida media más corta, y un inicio de acción más rápido, por lo que se utilizan preferentemente en pacientes que tienen aumentos de la glucosa después de los alimentos, se toman antes de los alimentos para disminuir o evitar estas elevaciones.

B. Las que mejoran la acción de la insulina.

Metformina. – Es el medicamento recomendado para iniciar el tratamiento de la diabetes, junto con plan personalizado de alimentación, actividad física y estilo de vida. se puede combinar prácticamente con todos los demás medicamentos, actúa mejorando la respuesta a la acción de la insulina, también se puede utilizar en prediabetes. Viene sola en tabletas de 500, 850 y 1000 mg. y combinada tiene presentaciones con sulfonilureas, glitazonas e inhibidores DPP-4.

Tiazolidinedionas: También llamadas glitazonas, son la Pioglitazona y la Rosiglitazona, actúan al igual que la metformina mejorando la respuesta a la acción de la insulina, Incrementando la sensibilidad a la glucosa e a nivel periférico. también tienen un efecto positivo, aunque mínimo, sobre la funcionalidad de las células beta. No se recomienda su uso en pacientes con insuficiencia cardiaca.

C. Las que inhiben la absorción de glucosa en el intestino.

La Acarbosa actúa inhibiendo la absorción de glucosa a nivel intestinal, por lo que debe tomarse antes de los alimentos, vienen en tabletas de 50 y de 100 mg. siendo esta su dosis de inicio y la máxima.

D. Las que mejoran el funcionamiento del páncreas y disminuyen la producción de glucosa por el hígado.

Inhibidores de la DPP-4 o Gliptinas: Tienen efectos positivos sobre la funcionalidad de las células beta, disminuyendo su apoptosis (muerte celular) y aumentando su masa. También tienen efecto sobre las células alfa que producen una hormona llamada glucagón que se encarga de aumenta la producción de glucosa por el hígado. Los inhibidores DPP-4, al disminuir la producción de glucagón, bajan la producción de glucosa por el hígado favoreciendo el control de la diabetes. Las gliptinas son: Vildagliptina, Sitagliptina, Saxagliptina, Linagliptina y Alogliptina. Se ha demostrado que pueden reducir un poco los triglicéridos. Y se ha propuesto su uso en dosis mínimas, en pacientes con prediabetes y obesidad

E. Agonistas del receptor GLP 1

Al igual que los DPP4, tienen efectos positivos, aunque en mayor intensidad, sobre la funcionalidad de las células beta, disminuyendo su apoptosis (muerte celular) y aumentando su masa y sobre las células alfa disminuyendo la producción de glucagón. Actúan estimulando la secreción de insulina en respuesta al aumento de glucosa en tubo digestivo y suprimiendo la liberación de glucagón, inducen un retraso en el vaciamiento gástrico con lo cual inducen saciedad temprana (reducen el apetito) y promueven la pérdida de peso. Han demostrado prevención de eventos cardiovasculares en pacientes con y sin enfermedad ateroesclerótica establecida. Son considerados como de primera elección en antidiabéticos inyectable (antes de la insulina) y han demostrado su eficacia y seguridad en pacientes con deterioro grave de la función renal. La combinación de sus diversos efectos, favorece el control de la hipertensión y de las dislipidemias y se ha autorizado su uso de algunos de ellos en pacientes con obesidad y con prediabetes e incluso en los que solamente tienen obesidad.

Los GLP-1 inyectables se administran por vía subcutánea, hay presentaciones de aplicación una vez al día y para aplicación una vez a la semana. Entre los GLP-1 inyectables podemos mencionar a: Exenatida, Liraglutida, Lixenatida, Albiglutida, Dulaglutida y Semaglutida. De los GLP-1 inyectables hay combinaciones con insulina. Como por ejemplo Soliqua que combina insulina glargina con Lixisenatida y Xultophy que combina insulina degludec con liraglutida.

Actualmente solo existe un GLP-1 en tabletas, las cuales se presentan en dosis de 3, 7 y 14 mg. Deben administrarse por las mañanas en ayunas y no debe consumirse ningun otro medicamento en los siguientes 30 minutos, para permitir la absorción adecuada. Este medicamento es la Semaglutida (Rybelsus). La dosis inicial debe ser de 3 mg el primer mes y posteriormente puede aumentarse dependiendo de las carateristicas del paciente. Si el paciente estaba previamente tratado con GLP-1 inyectable puede valorarse el inicio del tratamiento con dosis de 7 mg.

Tanto los Inhibidores DPP-4 como los GLP-1 están siendo valorados para su utilización en prediabetes asociada con obesidad. Pero la indicación debe ser establecida por un endocrinólogo y solamente en pacientes seleccionados.

F. Los que incrementan la eliminación renal de glucosa.

Inhibidores SGLT2 o Glifozinas: (Dapaglifozina, Canaglifozina, Empaglifozina, Eturglifozina y Sotaglifozina), actúan incrementando la eliminación de glucosa por lo riñones, son los fármacos más recientes en el tratamiento de la diabetes. Reducen la mortalidad cardiovascular, previenen la insuficiencia cardiaca y disminuyen el deterioro de la función renal. Por lo que representan en la actualidad los medicamentos de elección en pacientes con ecv establecida, IC y alto riesgo cardiovascular. Reducen el riego de hospitalización en pacientes con IC. Previenen la reabsorción de glucosa y disminuyen su concentración en sangre al aumentar su secreción urinaria. Incremento en la glucosuria y natriuresis son de elección en pacientes con enfermedad ateroesclerótica establecida, riesgo cardiovascular alto, enfermedad renal crónica y obesidad. Reducción de los eventos de IC y de la preprogresión de la enfermedad renal criónica.

G. Disminuyen indirectamente las necesidades de insulina al favorecer la baja de peso.

Moduladores de peso: en este grupo se considera a los medicamentos que pueden favorecer la disminución de peso como coadyuvantes con los programas de actividad física y alimentación que se utilizan en el tratamiento de la obesidad. Son el Orlistat y la L- carnitina.

H. Coadyuvantes

Múltiples medicamentos que pueden ser utilizados en el tratamiento de las personas con diabetes, para manejar los aspectos relacionados con la alimentación, la actividad física, los estados de ánimo y de salud. Puede ser necesario dar tratamientos para la ansiedad, depresión, exceso de apetito y muchas otras alteraciones más que pueden contribuir al descontrol de la diabetes si no son manejadas adecuadamente.

2. La insulina. Qué tipos hay, cómo actúan y cómo hacer los ajustes de insulina.

La diabetes se caracteriza por una deficiencia de la insulina ya sea en su producción o en su acción, el páncreas habitualmente se está dañado y es incapaz de producir la cantidad adecuada de insulina para lograr mantener los niveles de glucosa normales en la sangre, por ello se considera que la insulina es uno de los mejores tratamientos que existe para la diabetes. Hay diferentes tipos de insulina y los mencionamos enseguida.

CLASIFICACIÓN DE LAS INSULINAS POR SU TIEMPO DE ACCIÓN

INSULINA	INICIO DE ACCIÓN	PICO DE ACCIÓN	DURACIÓN DEL EFECTO	NUMERO DE APLICACIONES	NOMBRES COMERCIALES
ULTRARÁPIDA ASPART LISPRO GLULISINA	10 a 15 MINUTOS	UNA HORA	2 a 4 HORAS	1 a 3 AL DIA Y EN URGENCIAS	HUMALOG NOVORAPID LYUMJET SHORANT
RÁPIDA REGULAR	20 MINUTOS A UNA HORA	2 a 3 HORAS	3 a 6 HORAS	1 a 3 AL DIA Y EN URGENCIAS	HUMULIN R NOVOLIN R INSULEX R
INTERMEDIA (NPH) ISOFANA	2 a 4 HORAS	4 a 12 HORAS	12 a 18 HORAS	1 o 2 VECES AL DIA	HUMULIN N NOVOLIN N INSULEX N
PROLONGADA GLARGINA DETEMIR	2 a 3 HORAS	NO TIENE	18 a 24 HORAS	1 VEZ AL DIA	LANTUS TOUJEO LEVEMIR
ULTRA PROLONGADA DEGLUDEC	2 a 4 HORAS	NO TIENE	24 a 42 HORAS	1 VEZ AL DIA	TRESIBA
COMBINADAS	Su inicio, pico y duración dependen de la combinación, hay rápida con NPH en proporciones de 75/25, 70/30 y 50/50. Así también hay insulina con GLP1 como Xultophy.				

Su médico le indicara el tipo de insulina, dosis y número de aplicaciones que debe utilizar (en esta tabla no se incluyen todas las insulinas que están disponibles en México)

CLASIFICACION DE LAS INSULINAS

Es muy importante que usted conozca en que tiempo empieza a actuar la insulina después de aplicarse (Inicio de acción), en qué momento presenta su efecto máximo (pico de acción) y cuánto dura su efecto.

En ocasiones al paciente le administra la insulina de acción larga y a los 5 minutos se empieza a sentir mal y refiere que es por la insulina, si consideramos que después de la inyección la insulina empieza su acción hasta una o dos horas después de la aplicación hay que tomar en cuanta, que si el paciente se siente mal no es por la insulina. También, si presenta bajas de azúcar al mediodía puede que esto se relacione con el pico de acción de la insulina que está utilizando, en este caso su médico decidirá si requiere un ajuste de dosis o la adición de un alimento al medio día.

Todos los pacientes que están en tratamiento con insulina deben tener su glucómetro y realizarse su monitoreo de glucosa de acuerdo a su grado de control. En algunos casos el médico lo puede capacitar y autorizar para que usted se realice sus ajustes de insulina, en general estos ajustes se realizan en porcentajes de un 5 a 10 % de su dosis de insulina. Estos son si usted se está poniendo 40 Unidades al día, podría hacerse ajustes de 2 a 4 Unidades. Recuerde que los ajustes de insulina de su parte requieren capacitación, que lleve un registro de los monitoreos y que se mantenga en contacto estrecho con su médico.

2.1 Requisitos para poder realizarse el autoajuste de dosis de insulina.

a. Haber sido capacitado por medico endocrinólogo.
b. Llevar su monitoreo glucémico tal como lo indica la hoja de recomendaciones para el monitoreo.
c. Tener un buen control de la diabetes y querer alcanzar un excelente control o tener un descontrol leve.

Los ajustes son muy variables dependiendo de la o las insulinas que se esté aplicando y del horario en el cual este presentando el descontrol de su glucosa. A manera de ejemplo, le ponemos una hoja de indicaciones para ajuste de dosis de insulina de un paciente en tratamiento con insulina rápida e intermedia y otra de un paciente en tratamiento con insulina de acción prolongada.

Clínica de Diabetes, Nutrición y Endocrinología

Dr. Mario Eduardo Martínez Sánchez

Endocrinólogo y Nutriólogo

Diabetes, Obesidad, Tiroides, Hipertensión y enfermedades endocrinas

U.R.S.E   H.E.C.M.R.   U.N.A.M.   I.P.N.

Cedula Profesional: 1298689

AJUSTES DE SU DOSIS DE INSULINAS RAPIDA E INTERMEDIA (O DE LARGA ACCION)

Se realizan cuando su glucosa sale alta (**descontrol leve**) en 2 o más ocasiones en un mismo horario de chequeo. Esto es si se checa su azúcar a media tarde y sale alta, deberá checársela al siguiente día a la misma hora y si persiste alta, podrá realizarse el ajuste.

Por ejemplo, un paciente que se aplica 18 de intermedia más 6 de regular antes del desayuno y 12 de intermedia más 4 de regular antes de la cena. Los ajustes deben ser solo de 2 unidades con reajuste a los 3 o 4 días, en caso de requerir ajustes de más de 4 unidades en total deberá consultarnos.

SI TIENE LA GLUCOSA ALTA: (141 a 200 en ayunas o 181 a 249 después de alimentos)

En ayunas	aumentar la dosis de intermedia de la noche.
1 o 2 horas después del desayuno	aumentar la dosis de rápida de la mañana.
Por la tarde	aumentar la dosis de intermedia de la mañana.
1 o 2 horas después de cenar	aumentar la dosis rápida de la noche.

SI TIENE LA GLUCOSA BAJA: (menos de 80 en ayunas o menos de 100 después de alimentos)

En ayunas	disminuir la dosis de intermedia de la noche.
1 o 2 horas después del desayuno	disminuir la dosis de rápida de la mañana.
Por la noche	disminuir la dosis de intermedia de la mañana.
1 o 2 horas después de cenar	disminuir la dosis de rápida de la noche.

Recuerde que antes de realizar sus ajustes debe asegurarse que el alza o baja de azúcar no es debida a mayor o menor ingesta de alimentos, a menor o mayor actividad física o a situaciones de estrés emocional o procesos infecciosos, en cuyo caso requiere valoración medica.

También una insulina caducada, o una insulina que estuvo expuesta al calor o al sol, puede perder su actividad y ser la causa de que le suba el azúcar. Si al cambiar de frasco de insulina inicia con descontrol de su azúcar, mejor cambie el frasco por uno nuevo. Debe estar muy pendiente de los síntomas de baja de azúcar como son nerviosismo, intranquilidad, sensación de angustia, mucha hambre "como con desesperación", dolor de cabeza, sudoración profusa, sensación de debilidad en todo el cuerpo, en estos casos consuma algo dulce una fruta o medio vaso de jugo de fruta o un dulce normal y chéquese su azúcar lo más pronto posible. Estas indicaciones se complementan con la valoración y asesoría médica y están particularizadas a cada paciente por lo que no pueden generalizarse a todas las personas con diabetes en tratamiento con insulina, ya que la sensibilidad insulínica y las necesidades difieren de una persona a otra.

Solo puede realizarse ajustes de insulina si fue capacitado y autorizado por su endocrinólogo, con el cual debe mantenerse en contacto para que le oriente en sus ajustes de dosis de insulina. Si tiene glucosa en ayunas mayor de 200 o postprandial mayor de 250, es necesario que acuda con su médico inmediatamente, ya que tienen un descontrol que puede complicarse.

Las Rosas 412-A, interior 8. Colonia Reforma. Tel. 951-688-5218 email: diabetologo@hotmail.com

Estas recomendaciones de ajuste se elaboraron tomando en cuenta las recomendaciones internacionales 2023 y las del Libro Realidad de la Diabetes 2021. Editorial Palibrio. USA. Dr. Mario Eduardo Martínez Sánchez. © Derechos Reservados

AJUSTE DE DOSIS DE INSULINA INTERMEDIA Y RAPIDA

Clínica de Diabetes, Nutrición y Endocrinología

Dr. Mario Eduardo Martínez Sánchez

Endocrinólogo y Nutriólogo

Diabetes, Obesidad, Tiroides, Hipertensión y enfermedades endocrinas

U.R.S.E   H.E.C.M.R.   U.N.A.M.   I.P.N.

Cedula Profesional: 1298689

AJUSTE DE SU DOSIS DE INSULINA DE LARGA ACCION:

Durante el tratamiento de su diabetes, usted puede tener altas y bajas de azúcar, las cuales pueden estar relacionadas con su alimentación, con su actividad física o con factores emocionales, pero también pueden ser porque es necesario aumentar o disminuir su dosis de insulina, lo cual generalmente debe realizar su médico, sin embargo, usted como paciente puede hacerse pequeños ajustes de un 5 a 10 % sobre la cantidad de insulina que se está aplicando. Por ejemplo; si se está poniendo 40 unidades, usted puede realizarse ajustes de 2 unidades de insulina, en lo que acude con su médico, estos ajustes pueden realizarse hasta 2 veces, si persiste el descontrol debe acudir con su médico ya que puede tener una infección u otra causa de descontrol.

Un excelente control de la diabetes se considera cuando se alcanzan cifras de glucosa (azúcar) de 70 a 100 en ayunas y de 80 a 140, 1 o 2 horas después de alimentos, (desayuno, comida o cena).

Un buen control se refiere a cifras de **glucosa en ayunas de 101 a 140 mg/dl y de 141 a 180, una o dos horas después de los alimentos.**

Usted debe checarse su glucosa, de acuerdo a lo establecido en su hoja de monitoreo, esto es, si tienen mal control debe checarse todos los días una o 2 veces.

Si su azúcar persiste alta en más de 2 chequeos, aumente su dosis de insulina 2 unidades.

Por ejemplo, se está poniendo 20 unidades, pero el día de antier tuvo glucosa postprandial de 240, ayer 220 y hoy 190, a partir de mañana empiécese a poner 22 unidades. Posteriormente continúe checándose su azúcar y si mañana tiene 210, pasado mañana 180 y en tres días 200, entonces aumente su dosis a 24 unidades. Se continúa checando y tiene 140 un día, 130 otro día y 135 al siguiente día, usted ya está en buen control por lo que debe continuar la misma dosis.

Lo contrario es que un día tenga una baja de azúcar; Por ejemplo 50, en primer lugar y en forma inmediata debe comer algo dulces en ese momento, luego trate de identificar ¿porque le bajo el azúcar?, no se puso insulina, no desayuno o comió bien, tuvo mucha actividad física, etc. Usted no identifica nada, se sigue poniendo la misma dosis de insulina y al siguiente día tienen 70 y a los dos días tiene 60, entonces debe disminuir su dosis de insulina. Si por ejemplo se está poniendo 20 unidades debe bajarle a 18 y continuar checándose su glucosa una o 2 veces al día hasta que sus valores se encuentren dentro de lo normal.

Solo puede realizarse ajustes de insulina si fue capacitado y autorizado por su endocrinólogo, con el cual debe mantenerse en contacto para que le oriente en sus ajustes de dosis de insulina. Si tiene glucosa en ayunas mayor de 200 o postprandial mayor de 250, es necesario que acuda con su médico inmediatamente, ya que tienen un descontrol que puede complicarse.

Las Rosas 412-A, interior 8. Colonia Reforma. Tel. 951-688-5218 email: diabetologo@hotmail.com

AJUSTE DE INSULINA DE LARGA ACCION

Si su glucosa en sangre está entre 141 a 200 mg/dl. en ayunas o antes de los alimentos y/o de 181 a 249, una o dos horas después de los alimentos, quiere decir que usted tiene un descontrol leve o grado 1, en algunos casos usted puede corregirlo por si solo y en otros será necesario que acuda con su médico. Por lo tanto, debe tratar de identificar las causas de su descontrol y realizar los ajustes necesarios, para ello pregúntese lo siguiente:

- ✓ ¿Es su alimentación la causa, ha cambiado la cantidad o el tipo de alimentos que consume?
- ✓ ¿Sus actividades físicas han disminuido?
- ✓ ¿Está aplicándose la insulina en la forma correcta?
- ✓ ¿Cambio de frasco de insulina o la expuso a una temperatura inadecuada o ya está caducada o está muy próxima su fecha de caducidad?
- ✓ ¿Está pasando por una situación de estrés no habitual?
- ✓ ¿Tiene ardor al orinar o fiebre o síntomas sugestivos de una infección?

Si usted detecta que es algunos de estos aspectos y puede corregirlo, hágalo y compruebe el resultado con su monitoreo. Si es una infección o si persiste el descontrol, el ajuste de la dosis de insulina no será suficiente, ya que requiere de un tratamiento adicional por lo que es necesario que acuda con su médico.

GRADOS DE CONTROL DE LA DIABETES

	Glucosa en ayunas	Glucosa 1 o 2 horas después de comer
EXCELENTE CONTROL	70 a 100 mg/dl	80 a140 mg/dl
BUEN CONTROL	101 a 140 mg/dl	141 a 180 mg/dl
MAL CONTROL	Más de 141	Más de 180

CAPÍTULO IX

ENFERMEDADES AGREGADAS, OBESIDAD, HIPERTENSIÓN Y DISLIPIDEMIAS.

1. Qué es una enfermedad agregada, cuáles son y por qué es importante saber de ellas.

Las personas dulces también pueden tener otras enfermedades, del hígado, los pulmones, del estómago, entre muchas otras. Sin embargo, hay algunas enfermedades que contribuyen al descontrol de la diabetes o que aumentan el riesgo de las complicaciones, estas son a las que llamamos enfermedades agregadas, las más frecuentes y que tienen más efecto sobre la diabetes son:

- Obesidad
- Hipertensión
- Dislipidemias

Otras enfermedades agregadas como la insuficiencia venosa periférica (varices), el hipotiroidismo, la colecistitis crónica y otras más, en general son bien controladas, no condicionan descontrol o incremento en las complicaciones de la diabetes. Existen trastornos como la anemia renal, la gastropatía, neuropatía, nefropatía, pie diabético entre otros que son revisados en los capítulos correspondientes a las complicaciones de la diabetes.

Es muy importante recordar que la obesidad, la diabetes y las dislipidemias aumentan el riesgo de que una persona con diabetes tenga un infarto o un accidente vascular cerebral (embolia o hemorragia) a mayor grado de obesidad o de dislipidemia, y a mayor grado de descontrol de la hipertensión es más alto el riesgo, por ello debe conocer cómo evitar que se desarrollen en usted estas enfermedades. Si ya tiene alguna o varias de ellas, debe saber cómo lograr el buen control de las mismas para que no aumenten el riesgo de complicaciones.

1.1 Qué es la obesidad

Es una enfermedad crónica recidivante con exceso de grasa corporal, que produce disfunciones y enfermedades físicas, psicológicas y sociales. México ocupa a nivel mundial el primer lugar en prevalencia de obesidad en niños y en mujeres, y el segundo lugar en prevalencia de obesidad en hombres. La obesidad aumenta el riesgo de diabetes, hipertensión, infarto al corazón, embolias, depresión, problemas osteo articulares y gastrointestinales, disfunción sexual, infertilidad y cáncer entre muchas más. Si usted padece de obesidad, debe llevar un tratamiento adecuado para disminuir de peso, ya que es un factor determinante que le ayudara a controlar mejor su diabetes.

1.1.1 Cómo saber si tengo obesidad y en qué grado la tengo.

La obesidad se clasifica de acuerdo al Índice de Masa Corporal (IMC) que se obtiene a través de la fórmula IMC = Kg / mts.[2] Si usted quiere sacar su ÍMC debe tomar su peso en Kg y dividirlo entre su estatura en metros al cuadrado.

Por ejemplo, mide 170 y pesa 88 Kg. realice el siguiente procedimiento

a. Multiplique 1.70 por 1.70 lo que le dará como resultado 2.89.
b. Divida 88 entre 2.89 lo que resultaría en 30.44.
c. Identifique este valor en la tabla del IMC.

TABLA DEL ÍNDICE DE MASA CORPORAL (IMC)

- IMC de 18.5 A 24.9   Normopeso Sobrepeso Grado I
- IMC de 25 a 26.9   Sobrepeso Grado II (Preobesidad) Obesidad
- IMC de 27 a 29.9   Grado 1
- IMC de 30 a 34.9   Obesidad Grado 2 Obesidad Grado 3 (Mórbida)
- IMC de 35 a 39.9   Obesidad Grado 4 (Extrema)
- IMC de 40 a 49.9
- IMC mayor de 50

De acuerdo a la clasificación, si su IMC es de 30.44, usted tendría obesidad grado 1.

El tratamiento de la obesidad se debe basar en un plan de alimentación saludable y en la práctica regular del ejercicio acompañado de estrategias para modificar el estilo de vida de la persona en forma permanente. Los endocrinólogos y nutriólogos son los especialistas que tratan esta enfermedad, si usted la padece acuda con ellos para recibir el tratamiento especializado. Los capítulos de plan de alimentación y de actividad física de este libro, pueden ayudarle a bajar de peso.

1.2 Hipertensión y diabetes.

Los grados de hipertensión
El monitoreo de la presión
El MAPA

1.1.1 Qué es la presión arterial.

Las arterias se encargan de transportar la sangre que lleva el oxígeno y los nutrientes a todas nuestras células. La sangre ejerce una presión sobre la pared de las arterias y a esto le llamamos presión arterial. La presión arterial se determina a través de dos valores: un valor sistólico que en el día debe estar entre 90 y 135 milímetros de mercurio (mm/Hg) y un valor diastólico que debe estar entre 60 y 85.

Cuando escribimos el valor de la presión arterial, ponemos la cifra de la presión sistólica sobre la de la presión diastólica por ejemplo 130/75 donde 130 es la sistólica y 75 es la diastólica. A la elevación persistente de la presión arterial por encima de 135/85 se le denomina hipertensión arterial, también llamada "el asesino silencioso", ya que en la mayoría de los casos no da ningún síntoma.

1.1.2 Los riesgos de la hipertensión

Los pacientes con hipertensión arterial tienen un mayor riesgo de presentar: Infarto al corazón, accidente vascular cerebral, insuficiencia renal, insuficiencia cardiaca, retinopatía hipertensiva, neuropatías y otras complicaciones que pueden llevarle a una discapacidad permanente o a la muerte. Para evitar estas complicaciones, los pacientes con hipertensión deben tratar de alcanzar un excelente control de su presión arterial, que se define por valores menores de 135/85 durante el día y de 125/75 durante la noche. La presión arterial fluctúa constantemente, sus valores más elevados son por la mañana al levantarse y los más bajos son durante el sueño. También varía ante emociones, actividad física, alimentación y otros factores.

GRADOS DE CONTROL DE LA PRESION ARTERIAL	
Excelente control	de 100/60 a 120/70
Buen control	de 120/70 a 135/85.
Descontrol leve	de 136/86 a 145/95.
Descontrol moderado	de146/96 a 150/100
Descontrol severo	mayor de 150/100.
*En caso de descontrol moderado o severo debe acudir inmediatamente con su medico.	

1.2.3 Monitoreo domiciliario de la presión arterial.

Al igual que con la glucosa, los pacientes con hipertensión deben llevar un monitoreo de su presión arterial y anotar los resultados en una libreta, la cual deben mostrar en todas sus consultas médicas. Si usted tiene hipertensión, es necesario que tenga un aparato para medirse la presión (baumanómetro) de preferencia que mida su presión a nivel del brazo ya que son más exactos. Dado que la presión puede variar durante el día y ante diferentes circunstancias, usted debe checársela en diferentes horarios y ante diversas circunstancias para que identifique con certeza el grado de control de su presión arterial. En seguida le mostrarnos una hoja de monitoreo de presión arterial, si usted observa, los horarios son los mismos que los que se sugieren en el monitoreo de la glucosa.

Clínica de Diabetes, Nutrición y Endocrinología

Dr. Mario Eduardo Martínez Sánchez
Endocrinólogo y Nutriólogo
Diabetes, Obesidad, Tiroides, Hipertensión y enfermedades endocrinas

U.R.S.E   H.E.C.M.R.   U.N.A.M.   I.P.N.

Cedula Profesional: 1298689

RECOMENDACIONES PARA EL MONITOREO DE SU PRESIÓN ARTERIAL

La presión arterial (PA) se determina a través de 2 valores: un valor sistólico que debe estar entre 90 y 135 mm/hg y un valor diastólico que debe estar entre 60 y 85. Debe tomarse estando en reposo.

Cuando escribimos el valor de la PA. Ponemos por ejemplo 130/75 donde 130 es la sistólica y 75 es la diastólica. La hipertensión confiere un mayor riesgo de: infarto al corazón, accidente vascular cerebral, insuficiencia renal y otras complicaciones para evitarlas debe tratar de alcanzar un excelente control

GRADOS DE CONTROL DE LA PRESION ARTERIAL	
Excelente control	De 100/60 a 120/70
Buen control	De 120/70 a 135/85
Descontrol leve	De 136/86 a 145/95
Descontrol moderado	De 146/96 a 150/100
Descontrol severo	Mayor de 150/100
En caso de descontrol moderado o severo debe acudir inmediatamente con su médico.	

La presión arterial fluctúa constantemente, ante emociones, actividad física, alimentación y otros factores, por ello se aconseja a los pacientes que están en buen control, se chequen su presión arterial 1 o 2 veces a la semana y a pacientes en descontrol leve 1 o 2 veces al día. Los horarios recomendables son:

En ayunas	**1 o 2 horas después del desayuno**
Antes de la comida	**1 o 2 horas después de la comida**
Antes de la cena	**1 o 2 horas después de la cena**
A las 2 o 3 de la mañana	

En situaciones especiales. (después de una comida inadecuada en una fiesta, cuando se ha alterado emocionalmente, etc.) esto le permitirá empezar a conocerse, identificará con que alimentos y en que situaciones le sube el azúcar o la presión arterial a usted especialmente (ya que cada persona es diferente), y aprenderá a evitar dichos alimentos y/o situaciones para alcanzar un mejor control.

Deberá anotar todos sus resultados en una libreta especial para ello, y traerla en todas sus consultas, un ejemplo de cómo puede anotar es el siguiente. Mientras más detalles anote mejor.

Fecha	Hora	Presión	Tratamiento	Observaciones o Alimentos.

Cuando le salga alta su presión trate de identificar la causa y anótelo en su libreta, la cual debe traer en todas sus consultas.

Las Rosas 412-A, interior 8. Colonia Reforma. Tel. 951-688-5218 email: diabetologo@hotmail.com

Estas recomendaciones de monitoreo se elaboraron tomando en cuenta las recomendaciones internacionales 2023 y las del Libro Realidad de la Diabetes 2021. Editorial Palibrio. USA. Dr. Mario Eduardo Martínez Sánchez. © Derechos Reservados

RECOMENDACIONES PARA EL MONITOREO DE LA PRESION

Se aconseja a las personas que están en buen control, chequeos de presión arterial una o dos veces a la semana, a los pacientes en descontrol una o dos veces al día, anotando los resultados en una libreta que deben llevar a sus consultas con su médico tratante.

1.2.4 Monitoreo Ambulatorio de la Presión Arterial (MAPA)

Adicional a lo señalado, su médico podría realizarle un Monitoreo Ambulatorio de la Presión Arterial (MAPA), lo cual le permitiría identificar con más claridad las fluctuaciones de su presión arterial y las causas de las mismas. El MAPA se realiza a través de la colocación de un aparato totalmente automático y de gran precisión que mide su presión arterial cada 15 minutos durante el día y cada 30 minutos durante la noche. De esta manera se identifica con toda certeza el grado de control de su presión arterial y qué tanto se modifica en usted especialmente durante sus actividades cotidianas.

A través del MAPA se detecta si el medicamento que está tomando actualmente mantiene controlada su presión arterial durante las 24 horas del día, y de no ser así, en qué horas o en qué situaciones no se está controlando. En base a ello se pueden modificar los horarios en que toma su medicamento o cambiarlo si es necesario para lograr que tenga un *excelente control de su presión arterial.* Disminuyendo así el riesgo de que tenga complicaciones. El MAPA es de gran valor para complementar el monitoreo domiciliario que usted lleva de su presión arterial.

1.2.5 Colocación del MAPA

La colocación del MAPA, no limita sus actividades cotidianas y es poco visible, en la práctica se le aconseja al paciente que use camisa o blusa de manga larga y saco o suéter, de esta manera no se ve ni el brazalete ni el monitor. Cuando usted entrega el monitor al médico éste descarga los datos en la computadora y con un programa especial, genera los resultados de las mediciones con gráficas, estadísticas e incluso recomendaciones para mejorar el control de su presión arterial. Solicítele a su médico que le realice este estudio.

1.3 Las Dislipidemias y la diabetes

Muy probablemente usted no había escuchado el nombre de dislipidemias, le asombrara saber que es un trastorno que está presente en más de la mitad de las personas con diabetes y que les aumenta el riesgo de tener un infarto o una embolia. Pero no se preocupe, en general este trastorno se puede manejar fácilmente, pero primero hay que saber

1.3.1 Qué es la dislipidemia

La dislipidemia se define como la anormalidad en las concentraciones de lípidos en la sangre, que incrementan el riesgo de Infarto al corazón y accidente cerebrovascular en las personas. Se reconocen tres dislipidemias que son:

A. Hipercolesterolemia: Aumento en la sangre de las concentraciones de colesterol total.

B. Hipertrigliceridemia: Es el aumento en la sangre de las concentraciones de triglicéridos.

C. Hipoalfalipoproteinemia: Disminución en la sangre de las concentraciones de las Lipoproteínas de Alta Densidad (HDL), más conocidas como "Colesterol bueno".

- Las mediciones de LDL (lipoproteínas de baja densidad) y de VLDL (Lipoproteínas de muy baja densidad), habitualmente acompañan a las elevaciones de Colesterol y de Triglicéridos respectivamente, de tal manera que en general LDL elevado nos indica Colesterol elevado y VLDL elevado nos indica triglicéridos elevados.

En el 2010 la revista de Salud Pública de México, remarcó la importancia de este padecimiento al señalar que la prevalencia de hipertrigliceridemia era del 31.5%, la de hipercolesterolemia del 43.3% y la de hipoalfalipoproteinemia del 60.5% lo que las constituye en un problema de salud pública de gran magnitud. El Sistema epidemiológico y estadístico de las defunciones (SEED) de México, dio a conocer que, en el 2009, las enfermedades del corazón, diabetes y enfermedades cerebrovasculares causaron 198,080 muertes que representan el 37.5% de todas las muertes ocurridas en el país en ese año.

1.3.2 Por qué las dislipidemias aumentan el riesgo de muerte.

Nuestro cuerpo necesita de los lípidos (grasas) que consumimos con los alimentos ya que tienen importantes funciones dentro de nuestro organismo, pero si por un exceso en su ingesta o por una disminución en su metabolismo, aumentan las concentraciones de colesterol o de triglicéridos en nuestra sangre, estos se depositan en la íntima de las arterias provocando un proceso de ateroesclerosis que disminuye la luz de las arterias y aumenta el riesgo de un infarto o una embolia, ya que se forman taponamientos en la sangre, si a esto le sumamos el aumento de glucosa en diabetes y el aumento de presión en la hipertensión podemos entender porque están entre las primeras causas de muerte.

Para saber si tiene alguna de las dislipidemias solo necesita de un sencillo examen de sangre. Así que pídale a su médico que le solicite: Colesterol, triglicéridos y HDL para que usted tenga la tranquilidad de que no tiene problemas con las grasas, y si se le detecta alguna anormalidad, para que se le establezca el tratamiento adecuado.

A. Hipercolesterolemia

El colesterol es una grasa muy importante en nuestro organismo, el cual es utilizado para formar las paredes de las células y para la producción de hormonas y otras sustancias. El colesterol habitualmente se deriva de las grasas que consumimos en los alimentos, pero también se puede producir en el hígado a partir de los azúcares. El colesterol se mantiene en forma de reserva en el tejido graso del organismo, es perjudicial comer en exceso alimentos grasos, pero también es inadecuado no consumir grasas ya que las necesitamos.

Los valores normales de colesterol en sangre son de 140 a 200. Si una persona tiene más de 200 podemos decir que tiene hipercolesterolemia. La elevación del colesterol en la sangre incrementa el riesgo de que a una persona le dé un infarto o una embolia, y es también un factor de riesgo para el desarrollo de prediabetes, de diabetes y de hipertensión. Dependiendo del grado de elevación del colesterol, el hipercolesterolemia puede ser: leve, moderada o severa.

Hipercolesterolemia leve. 200 a 249 mg/dl.

Generalmente se puede manejar sin medicamentos con plan de alimentación y actividad física. Si no se logra el objetivo con ello se pueden usar medicamentos.

Hipercolesterolemia moderado. 250 a 349 mg/dl.

Ésta indicado el uso de medicamentos desde el inicio, adicionalmente se establece el plan de alimentación y actividad física que en algunos casos puede normalizar los valores de colesterol y permitir la suspensión del medicamento.

Hipercolesterolemia severa. 350 mg/dl. o más

Se requieren medicamentos desde el inicio y generalmente en forma permanente. También debe establecerse el plan de alimentación y de actividad física.

Elevación de LDL

La elevación del colesterol generalmente se acompaña de elevación de LDL que es una proteína que transporta el colesterol y lo deposita en los tejidos para que sea utilizado por las células de nuestro cuerpo, sin embargo, cuando los valores están por encima de lo normal, este depósito se vuelve perjudicial para nuestro cuerpo y al igual que el colesterol total, el aumento de LDL se relaciona con un aumento del riesgo de infartos y de embolias, es también un factor de riesgo para el desarrollo de prediabetes de diabetes e hipertensión.

Las iniciales LDL vienen del inglés (Low Density Lipoprotein) que quiere decir Lipoproteínas de Baja Densidad. Los valores normales son de 60 a 100, sin embargo, en los pacientes con prediabetes, diabetes o con factores de riesgo se recomiendan valores de 50 a 70; en todos los casos de elevación de LDL debe establecerse plan de alimentación bajo en grasas y plan de actividad física. Cuando la elevación es limítrofe puede dejarse el tratamiento farmacológico como segunda opción. Cuando esta elevado siempre debemos usar medicamento y de acuerdo a la respuesta en algunos casos el medicamento puede ya no ser necesario. En los casos de que LDL esté muy elevado el medicamento es indispensable y generalmente es de uso permanente.

TYPES OF
CHOLESTEROL

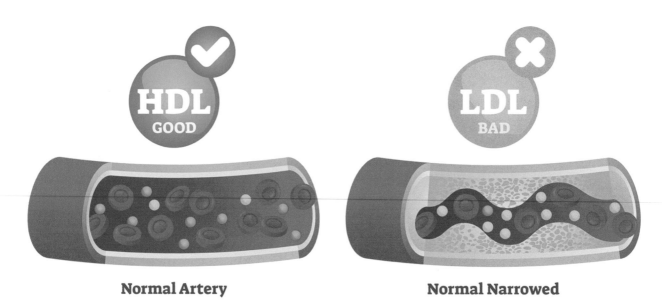

Normal Artery   **Normal Narrowed**

Imagen con los Dos tipos de colesterol......

Tanto en el caso del colesterol como del LDL elevados, el tratamiento es a base a los medicamentos conocidos como Estatinas, los cuales deben ser indicados por el médico, que ajustara la dosis de acuerdo a las características de cada paciente.

B. Hipertrigliceridemia.
Los triglicéridos son otro tipo de grasa que a diferencia del colesterol derivan principalmente del consumo de azúcares (carbohidratos), por ello lo más importante en el tratamiento de la elevación de triglicéridos es la disminución de azúcares en la alimentación.

Valor normal de triglicéridos: 110 a 170
De 171 a 499 hipertrigliceridemia leve

Cuando los valores están por debajo de 300, se recomienda establecer el plan de alimentación y de actividad física, generalmente con esto se normalizan los valores de triglicéridos, de no ser así, está indicado el uso de medicamentos. Cuando los valores están por encima de 300 es mejor usar medicamentos desde el inicio, y en muchas ocasiones con la alimentación y la actividad física puede ser posible que más adelante estos ya no sean necesarios.

500 a 999 hipertrigliceridemia moderada.
Tratamiento con medicamentos en forma permanente

1000 o más hipertrigliceridemia severa.
Tratamiento intrahospitalario ya que existe el riesgo de una pancreatitis por hipertrigliceridemia y con medicamentos en forma permanente.

Los triglicéridos elevados habitualmente se acompañan de incremento de VLDL que son lipoproteínas de muy baja densidad que participan en el transporte de este tipo de grasas. La elevación de ambas, incrementa el riesgo de infarto y embolias, por lo que es muy importante su tratamiento. Los medicamentos que se usan en este caso pertenecen al grupo llamado fibratos. Su médico es quien deberá indicarle cuál de ellos y a qué dosis es la indicada para usted.

C. Hipoalfalipoproteinemia

Los valores normales de HDL son: En la mujer más de 50 y en el hombre más de 40. En general podemos decir que, si bien lo normal es de 40 a 60, lo óptimo es tener más de 60. Lo malo es tener menos de 40 en el hombre y menos de 50 en la mujer. Cuando esto sucede es necesario establecer un tratamiento para aumentar el HDL. La forma más eficaz de aumentar el HDL es la práctica regular de actividad física, y forma complementaria se pueden usar algunos medicamentos que aumentan HDL. También en este caso debe ser su médico quien le indique el medicamento y la dosis adecuada para usted.

CAPITULO X

DIABETES TIPO 1

La diabetes tipo 1 requiere de un manejo altamente especializado, que escapa a los objetivos de este manual que está enfocado principalmente a pacientes con diabetes tipo 2. Por lo que en este capítulo solo hacemos algunas consideraciones generales respecto al manejo de la diabetes tipo 1. Sugerimos a los pacientes y a sus familiares la lectura de libros especializados.

1. Lineamientos generales para el manejo de la diabetes tipo 1.

a. Manejo: La diabetes tipo 1, debe ser manejada por un endocrino-pedíatra o por un Endocrinólogo especializado en el manejo de la diabetes tipo 1. Con el apoyo de un equipo multidisciplinario que cubra los aspectos de educación, capacitación, alimentación, actividad física y apoyo psicológico.

b. Educación: Deben proporcionarse a los familiares y al paciente información adecuada a sus niveles de comprensión, que les permita afrontar el diagnóstico y tomar la responsabilidad en el manejo de la diabetes. Esta información debe ser obtenida de fuentes confiables y científicas de organizaciones de salud y/o de asociaciones médicas especializadas. El tipo y la cantidad de información deben darse considerando las necesidades que van teniendo el paciente y sus familiares en las diferentes etapas evolutivas de la diabetes y situaciones clínicas y/o de complicaciones que se presenten. Lo ideal es que este aspecto sea modulado por un educador en diabetes.

c. Alimentación y actividad física: Son los pilares fundamentales en el manejo de la diabetes, que deben ser establecidos preferentemente por nutriólogos y entrenadores, profesores de educación física capacitados o especializados en pacientes con diabetes tipo 1.

d. Capacitación: La aplicación de insulina, uso del glucómetro, manejo inicial de la hipoglucemia, conteo calórico, monitoreo glucémico, la valoración del efecto sobre la glucemia, de alimentos, actividades y situaciones de estrés, entre otras cosas son parte de la capacitación que debe darse a los pacientes. Por parte del médico tratante y del educador en diabetes.

e. Apoyo psicológico: La identificación y orientación para el manejo de los aspectos emocionales y de los cambios en las dinámicas familiares, escolares y sociales son de gran importancia, requieren de la valoración, manejo del paciente y sus familiares, por un psicólogo capacitado en diabetes tipo 1, para contribuir a una actitud positiva, dinámica y responsable que conlleve a un buen control de la diabetes con calidad de vida.

f. Socialización: Propiciar en el momento adecuado y en pacientes seleccionados, la relación a través de email, celular o presencialmente con otros niños o niñas con diabetes, siempre con la autorización de los padres y con la aceptación del paciente, permite el intercambio de experiencias y puede favorecer el manejo de la diabetes en aspectos que no son cubiertos por el tratamiento médico. La inscripción a la revista "Diabetes hoy para el paciente" de la Federación Mexicana de Diabetes (FMD) es también de gran importancia, ya que el paciente se da cuenta que no esta solo y que miles de niños y niñas tienen al igual que el diabetes tipo 1 y puede integrarse a comunidades que interaccionan por email.

g. integración: En la revista de la FMD, se publican las fechas de los campamentos para niños con diabetes tipo 1, la integración, dinámicas, capacitación, interacción y muchas cosas más hacen de esta actividad, positivamente invaluable, todos los pacientes deberían de tener los beneficios de asistir a ellos. Es importante señalar que estos campamentos están dirigidos a los pacientes menores de 18 años de edad. Pero también muchos de quienes participan como instructores y colaboradores voluntarios son jóvenes y adultos que también tienen diabetes tipo 1.

Les recomiendo dos libros, el primero, es el de "La Diabetes Tipo 1 a lo largo de la vida, la historia de María Luisa", escrito por la Dra. Raquel Noemi Faradji Hazan, actual presidenta de la Sociedad Mexicana de Nutrición y Endocrinología (SMNE) y en el cual colaboraron los mejores médicos de México especializados en el tratamiento de la diabetes tipo 1. Para obtenerlo solo es necesario ingresar a la página de la SMNE y enviar sus datos con lo que inmediatamente pueden tener acceso a este importante libro.

Otro valioso libro es "Manual educativo para pacientes que viven con diabetes" de Aleida de Jesús Rivera Hernández, quien aborda de forma clara para los pacientes los aspectos más relevantes en el manejo de la Diabetes Tipo 1, también pueden acceder a él, en la página de la SMNE.

CAPITULO XI

TECNOLOGÍA EN DIABETES: GLUCÓMETROS, MONITOREO CONTINUO AMBULATORIO Y BOMBAS DE INSULINA.

Lilia Pavlova Martínez Sánchez y Alejandra Cuevas.

1. Tecnología de vanguardia para diabéticos.

La tecnología en diabetes ha avanzado significativamente en los últimos años, permitiendo a las personas que viven con diabetes puedan manejar su condición de manera más eficiente y mantener una buena salud. Entre las herramientas y dispositivos más populares y ampliamente utilizados se encuentran:

1.1 Aplicaciones para teléfonos inteligentes.

Estas aplicaciones permiten llevar un seguimiento de los niveles de glucosa, la ingesta de alimentos, actividad física, además de apoyar en el conteo de carbohidratos de alimentos complejos; también se pueden programar recordatorios para la toma de medicamentos, la aplicación de la insulina y programar alertas cuando los niveles de glucosa son altos o bajos.

Ciertas aplicaciones permiten incluso compartir los datos con tu equipo médico, lo que puede ayudar a tomar decisiones mejor informadas sobre el control de la diabetes.

Algunas opciones conocidas son:

- ✓ Insulclock
- ✓ Diabetes M
- ✓ SocialDiabetes

✓ Diabetes a la carta
✓ mySugr

2. Plumas para la aplicación de la insulina.

Estas son un dispositivo pequeño y portátil, parecido a un bolígrafo que suele contener un cartucho con insulina. El usuario puede programar la dosis de insulina deseada e inyectársela a través de una pequeña aguja situada en el extremo de la pluma. Son más cómodas y discretas de usar que los viales y jeringuillas tradicionales, además permiten una mayor precisión en la dosificación. Cada fabricante de insulina tiene su propio modelo, si le interesa probar esta opción consulte con su médico.

3. Glucómetro

Los medidores de glucosa en sangre capilar miden el nivel de azúcar en la sangre en un momento específico, el resultado sería el equivalente a una fotografía instantánea de la glucosa. Son una excelente herramienta para tomar decisiones en situaciones agudas como bajas (hipoglucemia -niveles de azúcar en la sangre inferiores a 70 mg/dl-) y altas de glucosa (hiperglucemia - niveles superiores a 180 mg/dl-).

También llevar un diario de monitoreo con mediciones en diferentes momentos del día puede ser una gran herramienta para que su médico pueda hacer ajustes más acertivos de su tratamiento. Algunos equipos tienen una app integrada lo que puede facilitar el registro y generación de reportes.

Para medir el nivel de glucosa se requiere considerar lo siguiente:

- Manos limpias.
- Tiras reactivas.
- Un lancetero con una lanceta de preferencia nueva para no lastimar los dedos.
- Glucómetro o medidor de glucosa.

En el mercado existen muchas opciones, como modelos de marcas reconocidas y que las tiras reactivas sean fáciles de encontrar en las farmacias y de un costo accesible.

4. Monitor Continuo de Glucosa (MCG)

Este es un dispositivo que ha tomada mayor relevancia en los últimos años, el MCG constantemente mide la glucosa o azúcar en el líquido que se encuentra entre las células "líquido intersticial", para ser más exactos hace una medición cada cinco minutos lo que significa contar con 288 mediciones al día; permitiendo al usuario estar al tanto de sus niveles de glucosa en tiempo real. A diferencia de los glucómetros que nos ofrecen solo una foto de cómo se encuentra la glucosa en un momento determinado, el monitoreo continuo de glucosa permite tener la película completa, ayudando tanto a la persona que vive con diabetes como a su equipo de salud identificar el impacto de ciertas situaciones o factores en el control glucémico.

El monitoreo continuo de glucosa es una gran herramienta que facilita el autoconocimiento y por lo tanto una mejor toma de decisiones. Además, genera una serie de reportes que facilitan el ajuste del tratamiento médico. Los CGM son especialmente útiles después de las comidas y durante la noche, ya que pueden emitir una alerta cuando los niveles de azúcar caen demasiado bajo o suben demasiado alto.

Actualmente en México, están disponibles dos marcas FreeStyle Libre y Guardian Connect son dos sistemas de monitorización continua de la glucosa (MCG). El FreeStyle Libre es un sensor que se lleva en la parte superior del brazo durante un máximo de 14 días y que puede escanearse con un lector de mano o un teléfono inteligente para mostrar los niveles de glucosa. No requiere un transmisor independiente y no cuenta con alertas o alarmas que avisen al usuario de niveles altos o bajos de glucosa, y en caso de sospechar una situación aguda como una hipo o hiperglucemia por síntomas o por la medición arrojada por el monitor, antes de tomar alguna acción correctiva es importante verificar con una medición con el glucómetro.

El Guardian Connect, por su parte, es un sistema de MCG que incluye un sensor que tiene una duración de hasta siete días y se puede usar en la parte superior del brazo o en el abdomen, un transmisor que es reutilizable y una aplicación móvil que permite ver los niveles de glucosa en tiempo real sin necesidad de hacer un escaneo. El sensor envía las lecturas del nivel de glucosa al transmisor, que a su vez manda los datos a la aplicación móvil, lo que permite al usuario ver sus niveles de glucosa y las tendencias en su smartphone. Una ventaja que tiene Guardian Connect es que es el primer y único monitoreo continuo de glucosa que puede alertar al usuario y a sus cuidadores de niveles potenciales altos o bajos de glucosa del sensor con hasta 60 minutos de anticipación, permite tomar acción y prevenir la aparición de una hipo o hiperglucemia.

Ahora, veamos los testimonio de dos pacientes de CLIDNE que actualmente usan este tipo de aparato para controlar su glucosa

Mi nombre es Vanessa Guevara, tengo 24 años, 14 viviendo con Diabetes Tipo 1.

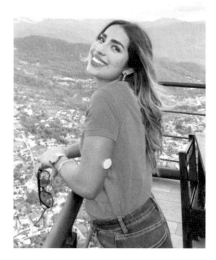

Soy insulinodependiente, y realizo mi monitoreo continuo de glucosa a través del Sensor FreeStyle, el cual ha sido de gran ayuda para mi control.

Al principio tenía un poco de temor al aplicarlo, si se me notase mucho, al qué dirán.

Pero definitivamente es una excelente herramienta para el manejo de la diabetes. Es muy pequeño, no duele al aplicarlo, y muy práctico.

En mi caso, fue una gran herramienta para llevar mi control durante el ejercicio, he podido obtener mejores resultados al checar mi glucosa, antes, durante y después de cada rutina, también nado con él, y es resistente. Aquí les muestro mi grafica mensual del mes de mayo. Y con este control mi Hb Glicada está en 6.2%. lo cual es un control excelente.

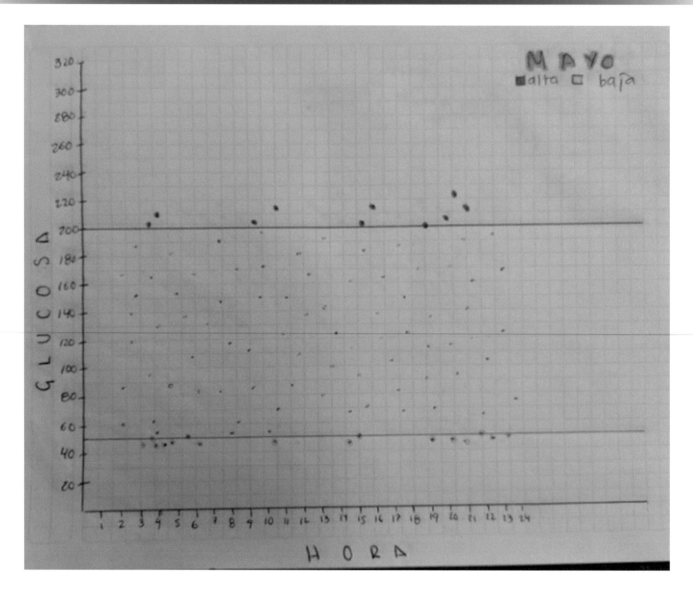

Estoy agradecida porque cada día existe nueva tecnología que nos llevará a tener una vida más cómoda y práctica viviendo con Diabetes.

Me ha ayudado a tomar decisiones antes de alguna hipoglucemia e hiperglucemia, y eso aportó para mantenerme más tiempo en el rango deseado, que cuando realizaba el monitoreo capilar con glucómetro.

Puede indicarme si me mantendré estable o si tendré alguna baja de azúcar en seguida, incluso si voy a tener una hiperglucemia de momento.

MI DIABETES TIPO 1 - Claudia Georgina

Me presento soy Claudia Georgina, tengo 17 años. Me puedes decir Clau o George ☺, vivo en Tuxtepec Oaxaca, y padezco diabetes tipo 1, tengo una vida bastante "normal"; tengo amigos y familia que me quieren y aprecian. Mi historia comienza el 28 de septiembre 2016. Teniendo 11 años de edad, ahí es donde empieza mi "cambio radical de vida".

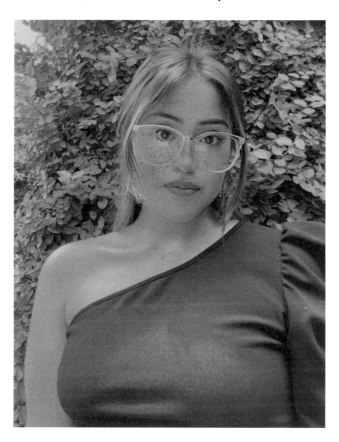

¿Cómo me di cuenta de que tenía diabetes? Bueno, recuerdo que en septiembre del 2016, cuando tenía 11 años, llegue a casa y tenía demasiada sed, estaba mareada y confundida pues me tome un poco de aceite de bebe, creyendo que era agua, después me sentí más mal, y me llevaron al hospital donde me checaron la glucosa, y tuve más de 500. Mi mamá lloraba mucho, pues le dijeron que me tenían que poner insulina porque si no me pondría peor e incluso podría morir. Estuve tres días internada, me checaban la glucosa cada hora y me pusieron suero porque estaba deshidratada.

Después mis papás me llevaron con una endocrinóloga en Veracruz que me trato con una actitud muy grosera, recuerdo que me sujeto y alzó mi blusa y me clavo la jeringa y dijo: "así te tienes que inyectar, y nunca tendrás que dejar de hacerlo". Ese día, regresamos a la casa y lloraba todos los días por todo, por la comida, porque era un monstro, un bicho raro que nadie quería, mi mente estaba llena de emociones negativas, lloraba hasta en la regadera, y ¡les juro! sentía que se me venía el mundo encima y no podía con mi vida, me inyectaba la insulina y lloraba, mi mama me abrazaba y lloraba aún más, después de cuatro meses, mi mamá me convenció de regresar a la escuela, donde mis compañeros me hicieron una gran fiesta llena de globos y carteles con mensajes bonitos y en la escuela me apoyaron para que no perdiera el año escolar.

Para mí, los primeros meses fueron muy difíciles, no me gustaba inyectarme enfrente de alguien, incluso aunque fuera mi mamá, me escondía cuando íbamos a un restaurante o a algún lugar porque más que nada me daba pena que me vieran o que me preguntaran algo, porque si decía es que tengo diabetes, decían: ¡ay, pobrecita! qué, ¿comías muchos dulces? ¿tú mama tiene azúcar? ¿estás segura de que tienes diabetes? Yo contestaba: ¡si tengo y estoy 100% segura! y me enojaba mucho.

Afortunadamente me llevaron con el Dr. Mario Eduardo en Oaxaca y todo cambio, él me dijo que tenía muchas pacientes como yo e incluso me mostro los expedientes de algunas y todas ellas se veían muy bien. Tienes que ser positiva y entender que esto también te traerá beneficios, llevaras una sana alimentación, te volverás más madura y responsable y tu familia se beneficiara pues cambiaran a mejores hábitos de vida porque te quieren. Conocerás muchas personas como tú y realizarás ejercicio por lo que tu vida será mejor de cómo era antes, me dijo. En ese momento no le podía creer, pero ahora sé que realmente tenía razón.

Luego, el Dr Mario, nos explicó a mis papás y a mí, la importancia de tener una actitud positiva y buscar lo bueno de la diabetes. Nos aconsejó suscribirnos a la Revista "Diabetes Hoy" de la Federación Mexicana de Diabetes y que en ella se anunciaban los campamentos de diabetes tipo 1, donde era muy importante que yo acudiera.

Mi primer campamento, fue una gran experiencia pues conocí a muchos chicos y chicas que como yo, tenían diabetes tipo 1, me dio mucho gusto darme cuenta que era de las que tenía mejor control de mi glucosa y aprendí sobre el ejercicio, los alimentos y el manejo de las emociones, pero sobre todo aprendí que no estoy sola, que en el mundo hay miles como yo y que si aprendemos a controlar y convivir con nuestra diabetes, podemos evitar las complicaciones y llegar a ser lo que queremos en la vida.

Otro punto muy importante es que, la relación con tus padres cambia al 100, ya nada es igual, cambia el aspecto en cómo manejan las cosas, en cómo te tratan, en qué te hacen de comer, en qué cosas te dicen y qué cosas no, los papás son una parte fundamental en todo esto y está claro que son un apoyo incondicional para nosotros y es algo lindo. Además, la diabetes te hace más responsable, más maduro pues vamos aprendiendo alimentación, ejercicio educación y todo con lleva algo bueno, cuidar y saber cuidar de nuestra diabetes.

Otro punto del que me gustaría contarles es sobre mi sensor. Yo lo he usado desde los 12 años de edad y se me ha hecho una buena experiencia ya que solamente te haces un piquete en dos semanas, es bonito y es cómodo porque no tienes que cargar el glucómetro siempre Y está muy *Cool* porque te puedes checar todas las veces que tú quieras en el día o en la noche sin picarte, y puedes conocer que pasa con tu glucosa, con diferentes alimentos y ejercicios e incluso cuando te enojas o te pones triste. Definitivamente lo recomiendo e incluso aunque lo uses solo algunos meses, te ayudara a conocer mejor tu diabetes.

"Tú puedes comer todo lo que tú quieras, siempre y cuando te midas, te cuides, y valores a tu cuerpo". Hay una frase que dice: "Todo con medida" y es muy cierta, para todo, para la comida, el ejercicio, la vida diaria, para la vida con tu celular. Es una de las cosas principales que recuerdo que me enseñaron en mi segundo campamento de diabetes y fue *Cool*, desconectarse de todo un poco, coincidir con personas que viven lo mismo que tú, aprender de ellos y que ellos aprendan de ti, es una de las mayores experiencias que he tenido.

Estoy muy contenta de que el Dr. Mario Eduardo me haya elegido para escribir en su libro, de entre muchas pacientes que tiene como yo, creo sinceramente que me ha tocado uno de los mejores doctores del país porque después de todo lo que sufrí el primer año con mi diabetes, él me ha ayudado mucho desde que he estado con él, y estoy muy contenta por él porque más reconocerán a mi Dr. o sea no cualquiera es como el, ni escribe un libro, y un aplauso por favor jajajajaja. Espero sinceramente que esta pequeña reseña le ayude a quienes la lean, no sé si lo hice bien o si lo hice mal, pero es lo mejor que pude hacer y termino con un mensaje para mi Dr.

Muchas gracias por elegirme y por enseñarme que la diabetes nos trae también muchas cosas buenas.

5. Microinfusora o bomba de insulina sola.

La bomba es un aparato (más pequeño que muchos teléfonos móviles) que administra pequeñas cantidades de insulina de manera constante durante todo el día de acuerdo con las necesidades del usuario, sustituyendo a las inyecciones con jeringa o pluma. Trata de imitar la acción del páncreas, el cual libera continuamente pequeñas cantidades de insulina las 24 horas del día para mantener normales los niveles de glucosa en la sangre entre las comidas y durante la noche.

En respuesta a la ingesta de alimentos el páncreas libera más insulina para utilizar la glucosa o azúcar que éstos nos brindan. Con la bomba de insulina el usuario puede administrarse una dosis de insulina adicional (bolo), para metabolizar la glucosa extra de una comida, de esta manera mantener los niveles de glucosa dentro de un rango adecuado. Además, la microinfusora tiene integrada una calculadora de bolus lo que puede reducir la molestia de los cálculos manuales de dosis de insulina y permite una dosificación más exacta. Puede ayudar a gestionar mejor la necesidad de ajustar la dosis de insulina, en especial después de las comidas y durante la noche, y así contribuye a lograr un mejor control de la glucosa.

Según la Asociación Americana de Diabetes[1] son candidatos para usar la terapia con bomba de insulina:

✓ Personas a las que les gusta la idea de usar una bomba de insulina. Si es lo que quieres, o lo que deseas para tu hijo, y puede utilizarse de forma segura, entonces debería utilizarse.

✓ Personas activas, que se benefician de los cambios en las tasas basales o de suspender la bomba cuando hacen ejercicio.
✓ Personas que tienen frecuentes hipoglucemias.
✓ Las personas que sufren retrasos en la absorción de los alimentos desde el estómago (gastroparesia).
✓ Mujeres que planean un embarazo.
✓ Las personas que deseen utilizar las funciones como la calculadora de bolos para determinar las dosis de insulina.

Otros factores para tener en cuenta:

- La bomba de insulina no elimina la necesidad de medir la glucosa en sangre y administrar insulina antes de las comidas.
- Hay aspectos técnicos en el uso de una bomba -configurarla, colocarla, interactuar con ella- que pueden ser menos fáciles para algunas personas que las inyecciones.
- Sólo administra insulina de acción ultra rápida. Si se daña o se cae, la persona que la lleva debe estar preparada para inyectarse insulina siempre que sea necesario.
- Puede ser una terapia que se considere costosa, averigua que planes de financiamiento ofrece el fabricante o si tienes seguro de gastos médicos puede ser que cubran la terapia.
- Todas las bombas son un accesorio extra que se sujeta al cuerpo con tubos o a la piel. Hay muchas formas ingeniosas de llevarlas y ocultarlas a la vista, pero no todos están dispuestos a llevarla.

En nuestro país las alternativas disponibles son la Paradigm Veo y Minimed 640G de Medtronic, ésta última tiene la opción de poder usarse con el monitor continuo de glucosa y programar la suspensión de la administración de la insulina 30 minutos antes de llegar a un límite bajo de azúcar, previniendo así las bajas de glucosa o hipoglucemias.

6. Sistemas automatizados de administración de insulina (circuito cerrado o páncreas artificial)

Los sistemas de automatización de la administración de insulina son, en palabras más sencillas microinfusoras que se comunican con un monitor continuo de glucosa, miden los niveles de glucosa de manera constante y ajustan automáticamente la dosificación de insulina según esos niveles, sin la necesidad de ajustes manuales. El objetivo de estos dispositivos es reducir o eliminar la hipoglucemia, incrementar el tiempo en rango (entre 70 – 180 mg/dL), y mejorar la calidad de vida de las personas que viven con diabetes y sus familias.

La opción disponible en México es la Minimed 670G, que es el primer sistema de bomba de insulina autoajustable del mundo, regula infusión de insulina basal, basándose en las lecturas de monitorización continua de glucosa (MCG). Se adapta a las necesidades únicas de cada paciente para ayudar a maximizar su tiempo en rango[2,3].

Pese a que la automatización de la administración de la insulina disminuya la carga para la persona que vive con diabetes, implica un compromiso por parte del usuario y el seguimiento periódico con el médico, la tecnología es parte de una solución, no la solución completa.

Sabemos que la educación es fundamental para el éxito de los avances tecnológicos que tenemos hoy en día, como diría el profesor Partha Kar asesor en diabetes del Sistema Nacional de Salud de Inglaterra "la tecnología sin educación es sólo eso tecnología". Estas tecnologías pueden ayudar a la persona con diabetes y su familia a entender mejor y de una manera individualizada su condición, mejorar su salud, hacer del día a día del cuidado de la diabetes más sencillo, proporcionando una mejor calidad de vida y sentirse más empoderados en su autocuidado.

De acuerdo a la Organización Mundial de la Salud, en el mundo hay más de 9 millones de personas con diabetes tipo 1. Cada persona trata de sobrellevarlo a su manera y con diferentes tipos de ayudas como las anteriores que te enseñamos.

A continuación quisimos agregar algunos testimonios para que tu como paciente te puedas sentir más identificado y veas que si se puede salir adelante y llevar una buena calidad de vida.

Testimonios de Bomba de Insulina

Nora Jazmine Ortega López.
Maestra en Psicología y Educadora en diabetes.
Soy Instructora Certificada de Producto en Medtronic Diabetes México.

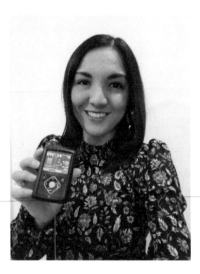

Me diagnosticaron con diabetes tipo 1 a los 9 años de edad. Hasta los 26 años de edad comencé a utilizar una bomba de insulina, de Medtronic. Mi vida cambió positivamente con la bomba de insulina. Me encanta la tecnología en diabetes, y me gusta mucho aprender cosas nuevas, así que eso influyó en que me fuera tan bien utilizando la bomba. La bomba me ha acompañado en mis embarazos, ya que soy mamá de dos niños pequeños. Facilitó mucho el tratamiento y viví unas muy buenas experiencias y recuperación, gracias a la bomba de insulina.

Lo que más les puedo recomendar a quienes quieren comenzar o van empezar a utilizar una bomba de insulina es que tengan en mente que es un proceso, y como todo proceso, requiere de tiempo, aprendizaje, y mucho empoderamiento. Habrá retos, barreras, y dudas que enfrentar. Es un camino de mucho aprendizaje al principio, puede haber desajustes en las dosis, justo porque es un cambio total a un nuevo tratamiento; pero todo el aprendizaje, esfuerzo, y valor, valdrán la pena. Tendrás al final, una recompensa enorme cuando te adaptes a la terapia de bomba. Seguridad, tranquilidad y calidad de vida son las palabras con las que ahora, con ocho años de experiencia, puede definir mi experiencia con la bomba de Insulina.

Maite campo

Mi nombre es Maite Campo, tengo 28 años y desde hace 19 años tengo diabetes tipo 1. La primera vez que usé bomba de insulina fue en el 2008, el modelo paradigm 622. Estuve con este tratamiento de bomba por unos meses nada mas, ya que en ese momento no tenía buen control de mi diabetes y no acababa de estar convencida de este tratamiento por mi edad y mi poca disposición.

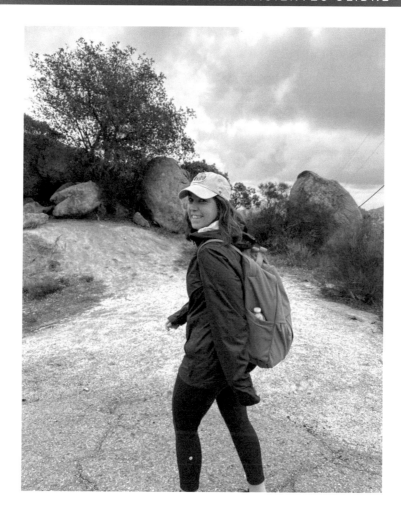

Muchos años mas tarde, en el 2017, mi doctor me sugirió darle una segunda oportunidad a la bomba y la retomé con ese mismo modelo combinado con el uso del free style libre. Poco a poco me fue gustando este tratamiento, pues pasé de inyectarme en promedio ocho veces al día a una vez cada tres días con el cambio de cánula. Un par de meses mas tarde, mi médico volvió a sugerirme hacer el upgrade a la bomba 640G que tenía el sistema integrado con el sensor de glucosa para reducir el número de hipoglucemias que presentaba. En un inicio no me acomodaba porque me parecía un poco complicado realizar dos calibraciones al día cuando yo estaba acostumbrada a no hacerlas, pero continué con este tratamiento integrado y cuando vi los grandes beneficios que me daba, fue que me fui enamorando de la bomba de insulina.

Mi control glucémico mejoro considerablemente y yo me sentía muy segura de realizar todas mis actividades con una bomba de insulina que suspendiera la infusión cuando mi glucosa se acercaba a mi límite bajo. Yo soy una persona muy activa y que me gusta mucho el deporte. En mi día a día realizo bici de ruta, con un promedio de 1:30- 2 horas mínimo de duración, corro medios maratones, juego padel, senderismo y en general cualquier deporte me gusta realizar. El uso de bomba para mi ha sido primordial para poder realizar estas actividades para mantener mi glucosa en rango y sentirme segura y protegida durante la actividad.

Actualmente uso la bomba 670G desde hace dos años y con el ajuste de la basal de forma automática ha hecho que use aproximadamente 25-30% menos de insulina a lo largo del día por lo que también mi control glucémico ha mejorado. Hoy por hoy no puedo imaginar mi vida sin esta terapia ya que me da mucha tranquilidad y seguridad el saber que la bomba me previene de hipoglucemias severas y para mi es mi mejor opción para seguir mejorando el control glucémico y mi vida con diabetes.

Ana

Mi nombre es Ana, y vivo con diabetes desde 1997, no me voy a adentrar en el ¿Cómo fue mi diagnóstico? Pero lo que sí creo muy necesario mencionar, es que en ese entonces inicié mi destrostix precisamente con unas tiritas que llevaban ese nombre y cambiaban de color al ponerles tu sangre y con base al color que salía entonces tu sabías más o menos en cuanto andaba tu glucosa; después, fueron llegando los glucómetros a mi vida.

Inicié mi tratamiento con lo que había disponible en ese momento que era una insulina premezclada llamada 30/70, y conforme fue pasando el tiempo pasé a insulina de acción rápida y NPH, y después a Lispro y glargina. Claro, también llegaron a mi vida las plumas y las agujas más pequeñas que yo sentía que ya eran un gran avance, para esa entonces alrededor del 2008, estaba con esquema basal/bolo, aplicándome de base cuatro inyecciones al día, pudiendo alcanzar hasta 6 a 7 dependiendo de cuantas veces tuviera que corregir alguna hiperglucemia. Mis padres me enseñaron a ser muy responsable con esta condición por lo que llevábamos una bitácora manual de lo máximo que podíamos recaudar de datos:

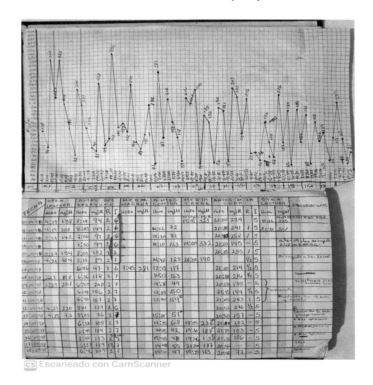

Con esto, tratábamos de facilitarle lo más posible al Dr. El que viera en donde había que hacer los ajustes. En 2009 inicié mi tratamiento con microinfusora de insulina, y fue todo un cambio y un reto también. Aquí comenzó mi aprendizaje en algo totalmente nuevo que era el conteo de carbohidratos, para mí era algo extraordinario saber cuántos carbos metaboliza 1 UI de insulina.

Ahora en lugar de seis o siete piquetitos diarios para aplicar insulina era uno cada tercer día, mi monitoreo de glucosa seguía siendo igual. Empecé a notar también el cambio en mi hemoglobina glucosilada, pero sobre todo en mi vida diaria, ya no tenía que preocuparme por si me invitaban a alguna reunión en el ¿tengo todo lo necesario para poder ir?

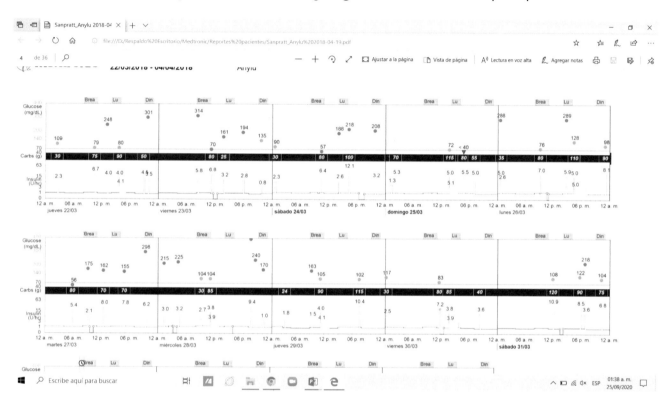

En 2018 cambié a un modelo de microinfusora que aparte de todo contaba con monitoreo continuo de glucosa, ahora en lugar de ocho a diez punciones para glucometría, sólo hago tres para calibrar mi sensor. Ya no hacía mis reportes manuales, la microinfusora me da toda esta información en una plataforma. Y lo más sorprendente de todo, es que esta microinfusora ahora también me brinda protección ante las hipoglucemias, suspende la infusión de insulina cuando prevé que mi glucosa puede estar baja en 30 mins. También alerta cuando estoy en límite alto para avisarme que hay que hacer algo al respecto y poder corregir antes de que siga subiendo, por ende, tanto mi hemoglobina glucosilada como mi variabilidad y tiempo en rango mejoraron considerablemente, con esto me siento más tranquila pensando en que cualquier complicación puede estar más alejada de mí.

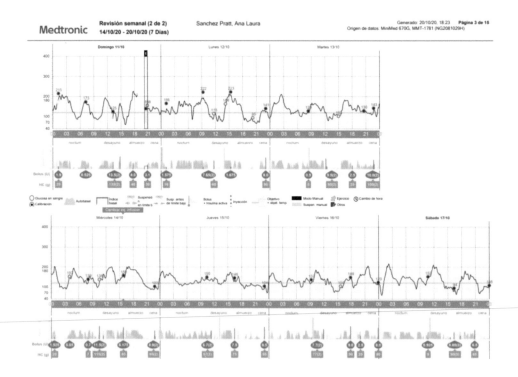

En el año de pandemia volví a cambiar al modelo más actual que tenemos disponible en México, la diferencia con la anterior es que ahora hace ajustes en la dosis basal de manera automática, de acuerdo a lo que he venido necesitando de insulina en días anteriores.

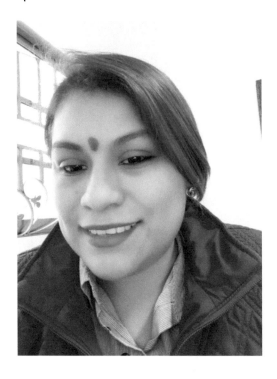

En 2021 estaba esperando a mi primer bebé y debo reconocer que la microinfusora de insulina fue una gran aliada para poder tener una vigilancia 24/7 ya que los objetivos durante el embarazo se vuelven más estrictos. Hoy estoy más contenta que nunca, con mi bebé de 1 año y la microinfusora me ha brindado más tranquilidad.

Llevo viviendo 30 años con DM1, debute cuando tenía solo tres años, en la mayor parte de mi vida conocí lo que es inyecciones múltiples, de insulina para mantener controlada mi glucosa. Al llegar a la adultez mi endocrino me insistió en iniciar tratamiento con microinfusora de insulina (lo cual no me convencía la idea de tener un dispositivo conectado a mi), tuve un periodo de prueba, la conocí y vi como funcionaba. A partir de allí me convenció el uso, es realmente fantástico, tus glucosas las mantiene dentro de rangos normales durante más tiempo y como se puede configurar varias basales con dosis pequeñitas, ajustar varios ratios, sensibilidad reduciendo las hipoglucemias, te hacen más sencillo vivir con diabetes e incluso fue la 1era vez que sentí libertad. El vivir con microinfusora mejora tu vida en todos los aspectos, no importa que edad tengas o en qué etapa de la vida te encuentres.

Bibliografía

1. American Diabetes Association. Who should use a pump? En. https://diabetes.org/tools-support/devices-technology/who-should-use-a-pump

2. Bergenstal, R. M. et al. Jama. 2016; 316 (13): 1407 – 1408.

3. Garg SK et al. Diabetes Technol Ther. 2017 Mar;19(3):155-163.

CAPITULO XII

LA OBESIDAD ES LA PRINCIPAL CAUSA DE DIABETES. PROGRAMA DE LA FUNDACION EDUSANU.

Lilia Victoria Sánchez S.

Se considera que un 80 a 90% de los casos de diabetes, derivan principalmente del sobrepeso y la obesidad, lo que les sitúa como el principal factor de riesgo para el desarrollo de diabetes. Mientras más temprana sea la edad de inicio del sobrepeso y obesidad, mayor es el riesgo de presentar diabetes, por ello, los programas de prevención son más efectivos si se realizan a menor edad.

El programa de Educación en Salud y Nutrición de la Fundación EDUSANU, ha demostrado su efectividad en la disminución del sobrepeso y obesidad en niños y jóvenes por lo que se considera una estrategia de alto impacto para la prevención de diabetes a mediano y a largo plazo. La integración de este programa, en escuelas de educación básica y media, podrían favorecer la disminución de la obesidad y el sobrepeso y con ello, prevenir diabetes y enfermedades relacionadas con ella.

1. El contexto de la obesidad y la diabetes

La obesidad se ha constituido en las últimas décadas en un problema prioritario de salud en la mayor parte de todos los países del mundo por su progresiva y alta prevalencia, por afectar a niños, jóvenes y adultos y por ser un alto factor de riesgo para diabetes, hipertensión, enfermedades cardiovasculares, dislipidemias, cáncer y múltiples enfermedades asociadas.

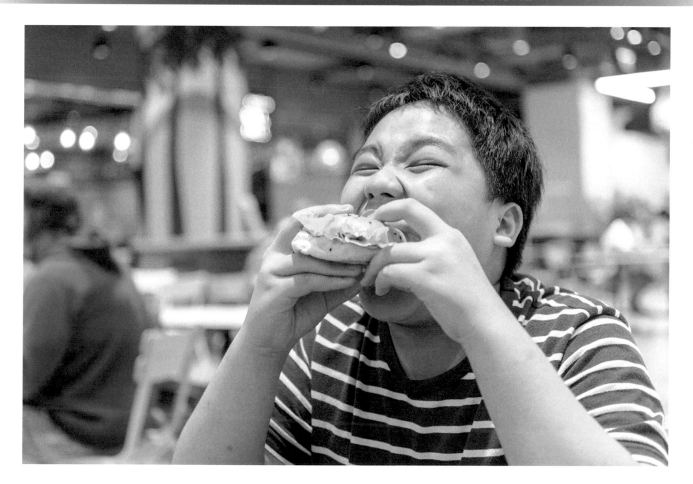

La Organización Mundial de la Salud (OMS) estimo que, en el 2016, más de 1900 millones de adultos de 18 o más años tenían sobrepeso, de los cuales, más de 650 millones eran obesos. Según las estimaciones en el 2016, había más de 340 millones de niños y adolescentes (de 5 a 19 años) con sobrepeso u obesidad. (1)

En México de acuerdo con la Encuesta Nacional de Salud y Nutrición (ENSANUT) 2018-2019, la prevalencia combinada de obesidad y sobrepeso se encontró en el 35.5% de los niños de 5 a 11 años y en el 38.4% de los jóvenes de 12 a 19 años. En el caso de los adultos, la prevalencia de sobrepeso y obesidad (IMC ≥25 kg/m2) fue de 76.8% en mujeres y 73.0% en hombres. La obesidad se encontró en el 40.2% de las mujeres y en el 30.5% de los hombres. (2)

Estos resultados colocan a México entre los países con las más altas prevalencias a nivel mundial, lo que pone de manifiesto la urgente necesidad de establecer medidas preventivas en estas edades, para disminuir o evitar que en su edad adulta desarrollen diabetes y todas las enfermedades asociadas.

EL MODELO EDUCATIVO COUBERTIN

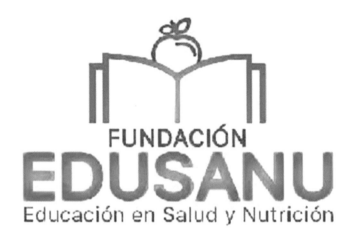

El Modelo Educativo Coubertin del Programa de Educación en Salud y Nutrición de la Fundación EDUSANU, ha demostrado su efectividad en la disminución del sobrepeso y la obesidad en el ámbito escolar de educación básica, dentro de sus elementos contiene un curso formal de Educación en Salud y Nutrición, donde se establecen las bases de una alimentación sana, promociona la actividad física deportiva, y el funcionamiento de comedor escolar generador de hábitos saludables, sus acciones tienen proyecciones hacia los ámbitos familiares y al entorno donde se desenvuelven los alumnos.

Este Modelo Educativo cuenta con la serie de libros Curso de Nutrición y Salud de la Fundación EDUSANU, avalados por el Comité Internacional Pierre de Coubertin (CIPC), por La Red Internacional de escuelas Pierre de Coubertin (RIEC), la Asociación Latinoamericana de Diabetes (ALAD), la Sociedad Mexicana de Nutrición y Endocrinología (SMNE), la Academia Olímpica Mexicana (AOM), El Instituto Pierre de Coubertin de México (IPCM) y la Unidad Normativa de Investigación de la Calidad Académica (UNICA).

Este modelo de la Fundación EDUSANU, se ha llevado a la practica en forma metodológica, estructurada por varios años en escuelas de México y de República Dominicana y los resultados se han presentaron desde el 2008 en diversos congresos nacionales e internacionales, obteniendo en tres ocasiones el primer lugar a nivel nacional en México como trabajo de investigación en el área de la educación y en el 2013 obteniendo el "Premio Enrique Pérez Pasten" al demostrarse la menor prevalencia de sobrepeso y de obesidad de todo México en los alumnos del Instituto Coubertin (3,4,5).

A nivel Internacional el Modelo Educativo Coubertin se presenta en el Congreso Mundial de prevención en Diabetes en Dresden Alemania 2010 (6). Congreso Mundial Europeo de Diabetes en Lisboa, Portugal 2011, (7). Congreso de la Asociación de Endocrinólogos Clínicos de Norteamérica (AACE) en Filadelfia 2012. (8). V Congreso Internacional de Educación del Instituto Multidisciplinario de Especialización en México 2013 (9).

En julio del 2018, se presentaron en el Congreso Mundial de Prevención de Diabetes en Edimburgo, Escocia, los resultados del programa EDUSANU Latinoamérica de las escuelas de México y de República Dominicana (10). Y Durante el 2021, para fortalecimiento y difusión del programa, los libros se traducen al inglés.

Objetivos del Modelo Educativo Coubertin y la Fundación EDUSANU.

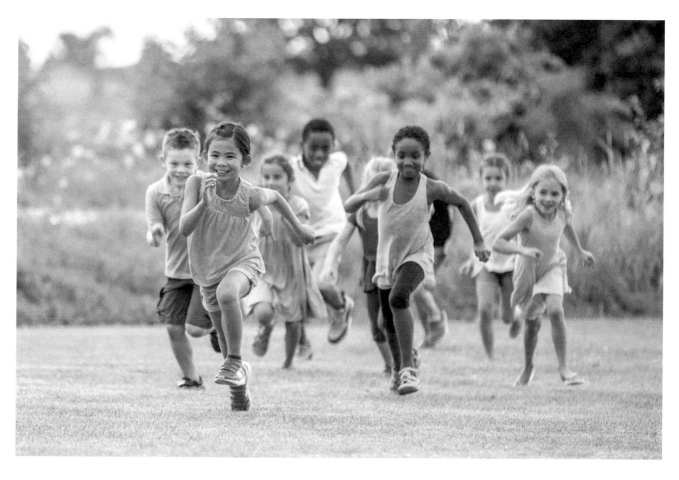

1. Establecer en forma perdurable, buenos hábitos de alimentación, actividad física y estilo de vida.
2. Promover un buen estado nutricional y de salud, favoreciendo su desarrollo físico y académico, así como su bienestar psicológico y social. Incluimos por ello la cafetería saludable.
3. Incluir formalmente la práctica del deporte y la educación en valores.
4. Disminuir la prevalencia de sobrepeso, obesidad y diabetes tipo 2 en niños.
5. Disminuir el riesgo de que desarrollen en su adolescencia y en la edad adulta: Diabetes tipo 2, obesidad y enfermedades relacionadas.

Inscripción de Escuelas al Programa EDUSANU.

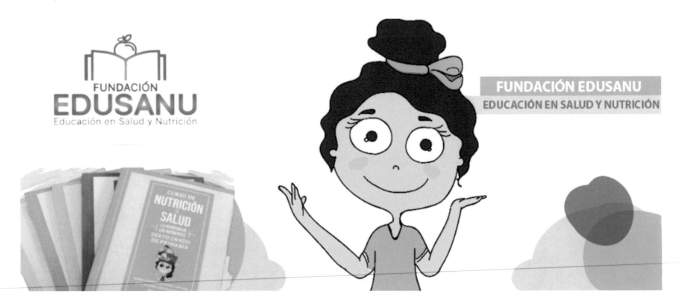

Todas las escuelas de educación básica (primarias y secundarias), sean públicas o privadas de cualquier país del mundo de habla hispana o inglesa, pueden inscribirse al Curso de Nutrición y Salud del Programa EDUSANU Latinoamérica y beneficiar con ello a sus alumnos. Ingresando a la página de la fundación: www.fundacionedusanu.org rellenar el formulario de inscripción y enviarlo. Contamos con una serie de materiales, que ahora en las clases en línea han apoyado en gran medida a los profesores y los alumnos, ya que son contenidos relacionados con cada uno de los grados en esos niveles educativos.

Es importante que nombren un responsable del programa en su escuela para que este, a su vez, envíe la información que se les solicita al inicio y al final del ciclo escolar y para que solicite el material adicional que considere necesario de acuerdo a las particularidades de su institución educativa.

La información que recabarán de sus alumnos las escuelas al inicio y al final de cada ciclo escolar es la siguiente:

A. Toma de peso en Kg.
B. Toma de estatura en cm.
C. Medida de la cintura en cm.
D. Medida de la cadera en cm.
E. Aplicación del cuestionario de hábitos de alimentación y estilo de vida.

El cuestionario y las técnicas correctas de medición, están a disposición de todas las escuelas inscritas en la página web www.fundacionedusanu.org la cual funciona como plataforma del programa y ofrece una asesoría permanente para los profesores, directivos y padres de familia de las escuelas integradas al programa, además contiene actividades adicionales, ejercicios, cuentos, juegos, artículos, lecturas complementarias, entre otros. Lo cual que podrán solicitar libremente las instituciones participantes para establecer las estrategias de aprendizaje adecuadas a las características de sus alumnos y de su entorno, Así también tienen a su disposición, publicaciones, artículos y actividades complementarias para los profesores, personal de los comedores escolares y padres de familia.

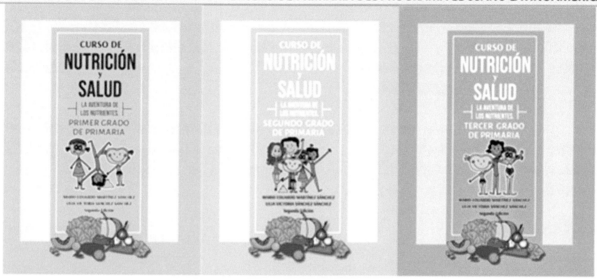

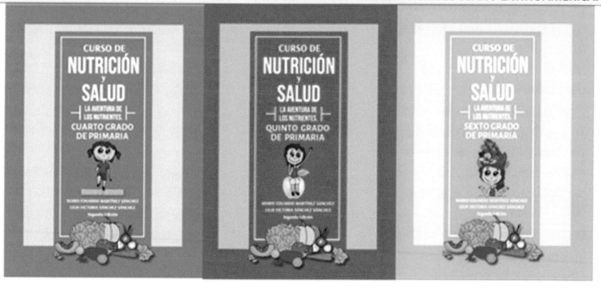

Las escuelas inscritas al programa podrán enviar actividades, juegos, cuentos, artículos y cualquier otro material creado por ellas; este material se pondrá a disposición de todas las escuelas, señalándose el nombre de los autores del material y de la escuela, y otorgándoseles una constancia como colaboradores del programa. Las escuelas inscritas al programa EDUSANU LATINOAMÉRICA tendrán el derecho de promocionarse como pertenecientes a la "Red Internacional de Escuelas EDUSANU", al mismo tiempo que, quienes cumplan con las actividades del programa recibirán al final de cada ciclo escolar su Certificado de: "**Escuela de Calidad en Educación en Salud y Nutrición**"

La educación en nutrición y salud con bases, estrategia y de forma estructurada, sin duda, se debe implementar en la educación básica para mejorar el estado nutricional y la salud de los niños, favoreciendo su desarrollo físico y académico, disminuir la desnutrición, sobrepeso y obesidad, previniendo con ello el desarrollo de diabetes y enfermedades relacionadas.

Aprovecho la ocasión para invitar a las autoridades gubernamentales, educativas y de salud, así como a organismo y asociaciones a considerar el programa de la Fundación EDUSANU, en beneficio de la salud y nutrición de los niños y las niñas. Así también a los directivos de las escuelas y asociaciones de padres de familia para integrar a su institución educativa a la "Red internacional de escuelas EDUSANU".

Si bien, este breve resumen es solo una parte de muchas actividades que se están realizando en torno al Programa de la Fundación EDUSANU, espero que de un marco general de lo que es y representa este programa cuyo aval principal es el Comité Internacional Pierre de Coubertin con sede en Lausana Suiza.

BIBLIOGRAFIA:

1. Datos y cifras de la OMS sobre Obesidad y Sobrepeso. 9 de junio del 2021. https://www.who.int/es/news-room/fact-sheets/detail/obesity-and-overweight.
2. Encuesta Nacional de Salud y Nutrición (ENSANUT) 2018-2019. Resultados nacionales. https://ensanut.insp.mx/encuestas/ensanut2018/doctos/informes/ensanut_2018_informe_final.pdf
3. Mario Eduardo M, Lilia Victoria S y Col. El Modelo Educativo Coubertin, Un Modelo de Prevención para Diabetes y Obesidad en Primaria y Secundaria. Memorias del XX Congreso de la Federación Mexicana de Diabetes. Revista de la Federación Mexicana de Diabetes Vol. IX. Núm. 3. Mayo-junio. 2008. Primer Lugar a nivel nacional" como trabajo de investigación en el área de educación.
4. Mario Eduardo M, Lili Victoria S y Col. "El Modelo Educativo Coubertin en la Prevención de la Diabetes y Obesidad en Primaria y Secundaria, resultados del 2005 al 2008". Revista de la Federación Mexicana de Diabetes Vol. X. Núm. 4. Julio-agosto. 2009. México. Primer Lugar a nivel nacional, como trabajo de investigación en el área de educación.
5. María Luisa Hdez. Mario Eduardo M y Col, "obtención a través del Modelo Educativo Coubertin de la más baja Prevalencia de Sobrepeso y de Obesidad en Niños y Adolescentes en Comparación con las Observadas en México y en Otros Países". Memorias de XXV Congreso Nacional de la Federación Mexicana de Diabetes, marzo 2013. México. Premio "Enrique Pérez Pasten" y Primer Lugar a nivel nacional como trabajo de investigación en el área de educación.
6. Sánchez, Sánchez Lilia Victoria. The Coubertin Educational Model, in the prevention of diabetes and obesity in primary and secondary school. Programme Book of the 6°. World Congress on Prevention of Diabetes and Its Complications. Abril del 2010, Dresden Alemania.

7. Mario Eduardo M, Lilia Victoria S y Col. Prevención de Diabetes y Obesidad en Niños y Adolescentes a través del Modelo Educativo Coubertin. Memorias del Congreso de la "European Association for the Study of Diabetes" septiembre 2011. Lisboa, Portugal.

8. Mario Eduardo M, Lilia Victoria S y Col. Obesity: Success ful Interventions in Obesity in Public Schools. 5th Congreso de la Asociación Americana de Endocrinólogos Clínicos (AACE). Mayo 2012 Filadelfia, USA.

9. Lilia Victoria S. Mario Eduardo M y Col. "Formación en Calidad de Vida Alimentaria con el Modelo Educativo Coubertin" V Congreso Internacional de Educación del Instituto Multidisciplinario de Especialización. Marzo 2013. México.

10. Martínez Mario E., Sánchez Lilia L., Mesa José A., Ramos Samuel, García Raíza y Col. "Edusanu Latin America Program Decrease Childhood obesity in Mexico and the Dominican Republic to prevent Diabetes in Latinamerican Countries". World Congres son Prevention of Diabetes & its Complications. Edinburgh, Scotland. July 2018.

Printed in the United States
by Baker & Taylor Publisher Services